Matreiðslul lágkolvetnauppskriftir

100 ljúffengar máltíðir fyrir heilbrigðan lífsstíl

Leifur Tómasson

Þetta skjal er ætlað að veita nákvæmar og áreiðanlegar upplýsingar með tilliti til efnis og máls sem fjallað er um. Ritið er selt með það fyrir augum að útgefanda sé ekki skylt að veita bókhald, opinbera leyfða eða á annan hátt hæfa þjónustu. Ef ráðgjöf er nauðsynleg, lögfræðileg eða fagleg, ætti að panta starfandi einstakling í faginu.

Á engan hátt er löglegt að afrita, afrita eða senda nokkurn hluta þessa skjals hvorki á rafrænan hátt né á prentuðu formi. Upptaka á þessari útgáfu er stranglega bönnuð og öll geymsla á þessu skjali er ekki leyfð nema með skriflegu leyfi frá útgefanda. Allur réttur áskilinn.

Viðvörun Fyrirvari, upplýsingarnar í þessari bók eru sannar og fullkomnar eftir því sem við best vitum. Öll meðmæli eru sett fram án ábyrgðar af hálfu höfundar eða söguútgáfu. Höfundur og útgefandi afsala sér og bera ábyrgð í tengslum við notkun þessara upplýsinga

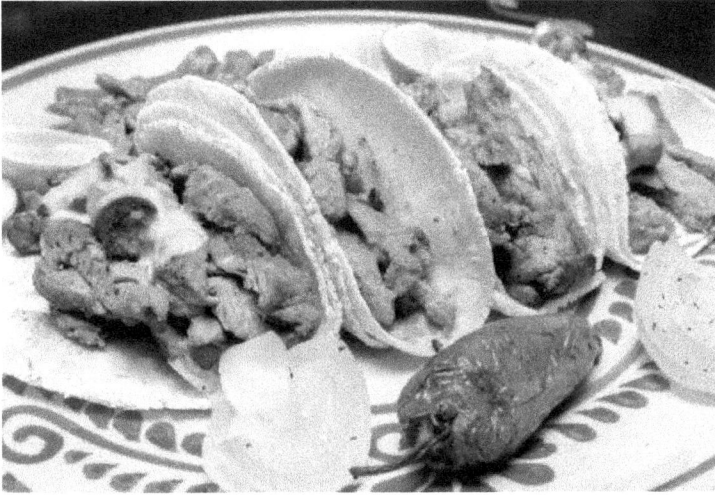

Efnisyfirlit

5

INNGANGUR

Auk hreins sykurs eru of mörg kolvetni ábyrg fyrir óæskilegri þyngdaraukningu með vaxandi ástarhandföngum. Ein ástæða þess að lágkolvetna er viðvarandi þróun. Lágkolvetnamataræðið (þýtt: fá kolvetni) snýst um stórkostlega minnkun kolvetna í mataræðinu. Vegna þess að aðeins þegar dregið er úr neyslu sykurs og kolvetna fellur líkaminn aftur á orkuforða (fitupúða) og tryggir þannig þyngdarminnkun ef um meintan matarskort er að ræða.

Svo til að losna við óvinsælu ástarhandföngin er mataræðið með uppskriftum með engum eða minna kolvetnum sérstaklega áhrifaríkt. Hins vegar skal tekið fram að núverandi fituvefsfrumur tæma sig aðeins meðan á mataræði stendur og verða síðan eftir í líkamanum. Ef þú snýrð of fljótt yfir í gamla, óheilbrigða matarstílinn þinn, muntu bæta þig fljótt.

Hvaða matvæli eru leyfð á lágkolvetnamataræði?

Um leið og þú borðar samkvæmt lágkolvetnaaðferðinni, þ.e. kolvetnum fækkar í fæðunni, getur hlutfall fitu og próteins sem ekki er geymt í líkamanum í sama mæli aukist á sama tíma. Öfugt við aðrar tegundir mataræðis er enginn kaloríuskortur tengdur hungurtilfinningu. Meiri fita og prótein skapa einnig langvarandi mettunartilfinningu. Vertu því ekki svangur heldur skiptu sykri og kolvetnum út fyrir próteinríka og kolvetnasnaga rétti.

Þú ættir að forðast þessa fæðu

Eftirfarandi matvæli eru helstu sökudólgarnir fyrir óæskilegri þyngdaraukningu. Auk hvers kyns sykurs eru kartöflur, hrísgrjón og allar vörur úr hveiti eins og pasta, pizzu og brauði. Óheft neysla þeirra verður áberandi þegar neytt er of mikils, breytt í sykur, sem óvinsæll og oft stöðugt vaxandi fituforði.

Að auki ætti að forðast alls konar hunang og sykur, sultur, Nutella, allt sælgæti, gervisætuefni og iðnaðarframleidda safa í lágkolvetnaréttum. Þegar um er að ræða korn og grænmeti, skal forðast kartöflur, hrísgrjón, allar vörur úr hveiti eins og pizzu, brauði, sætabrauði, kökum og núðlum og allar fullunnar vörur sem eru framleiddar í iðnaði. Einnig er ekki endilega mælt með nokkrum sérstaklega sterkjuríkum matvælum eins og banana, maís, parsnips, sætum kartöflum, baunum og múslí.

Hversu gott er lágkolvetna og hvernig er hægt að forðast jójó áhrif?

Ef þú vilt forðast ógnvekjandi jójó-áhrif hraðrar þyngdaraukningar eftir minnkunarkúrinn, er almenn breyting á matarvenjum sem þú ert farinn að elska óumflýjanleg. Aðlögun matarhegðunar að aldri gegnir einnig mikilvægu hlutverki. Á gamals aldri, ólíkt yngri árum, byggir líkaminn upp mikla fituforða hraðar vegna hormónabreytinga. Strangt skammtímaskipti yfir í lágkolvetni gerir kraftaverk hér. Hins vegar ráðleggja næringarfræðingar varanlegu, ströngu mataræði samkvæmt forskriftum lágkolvetna. Til að forðast jójó áhrifin mæla þeir með jafnvægi í mataræði með um 50% kolvetnum á eftir. Svo þú þarft ekki að vera án ástkæra brauðsins þíns, kartöflunnar og dýrindis pasta allan tímann.

LÍTAR KOLVETNAUPPskriftir

1 . Mojito: Upprunalega uppskriftin

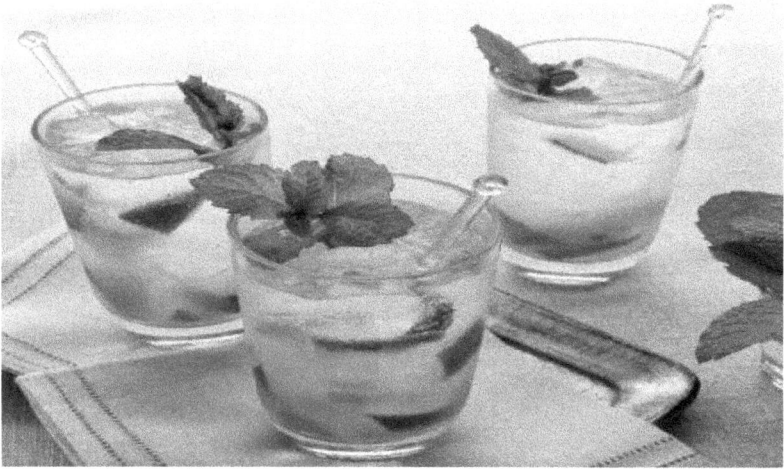

Hráefni

- 20 myntublöð.
- púðursykur.
- kúbverskt romm
- 3 sítrónur grænar.
- freyðivatn

UNDIRBÚNINGUR

1. Myljið 20 myntulauf með 5 msk. teskeið af flórsykri í íláti, bætið við 30 cl af kúbönsku rommi, safa úr 3 stórum lime og blandið vel saman.
2. Hellið í 6 glös, bætið svo við með smá freyðivatni eins og Perrier og smá muldum ís.
3. Skreytið með myntulaufum.

2. Rolled Cookie: Grunnuppskrift

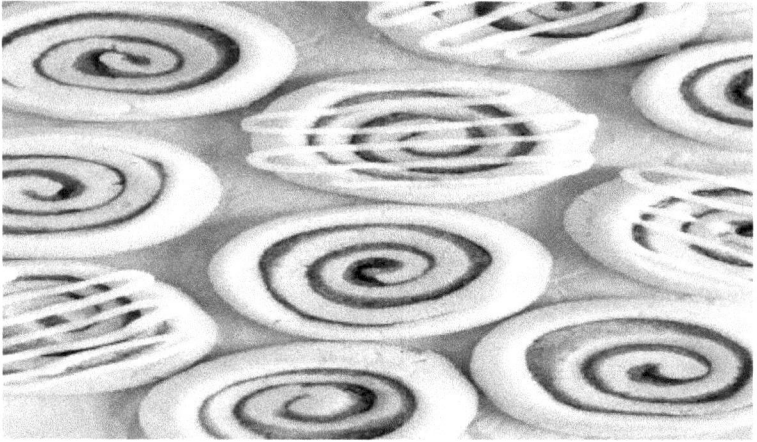

Hráefni

- 120 g af sykri + 1 tsk. með kaffi.
- 4 egg
- 120 g hveiti.
- 25 g af bræddu smjöri

UNDIRBÚNINGUR

1. Hitið ofninn í þ. 7/210°.
2. Takið dreypiformið úr ofninum og setjið bökunarpappír á hana.
3. Skiljið eggjarauðuna frá hvítunum, þeytið eggjarauður og sykur þar til blandan hvítnar og bætið hveitinu út í á meðan hrært er í.
4. Þeytið eggjahvíturnar þar til þær eru stífar með teskeið af sykri, blandið þeim varlega saman, lyftið blöndunni og bætið bræddu smjöri út í.
5. Dreifið deiginu á bökunarpappírinn með sleif og myndið ferhyrning.
6. Bakið í 8 mínútur, takið kexið úr ofninum, setjið það með bökunarpappír á vinnuborðið og hyljið það með rökum klút.
7. Látið standa í 10 mínútur, fjarlægið viskustykkið, snúið kexinu við, rúllið því upp á sig og pakkið inn í filmu þar til það er notað.

3. Fitulítill Mac og ostur

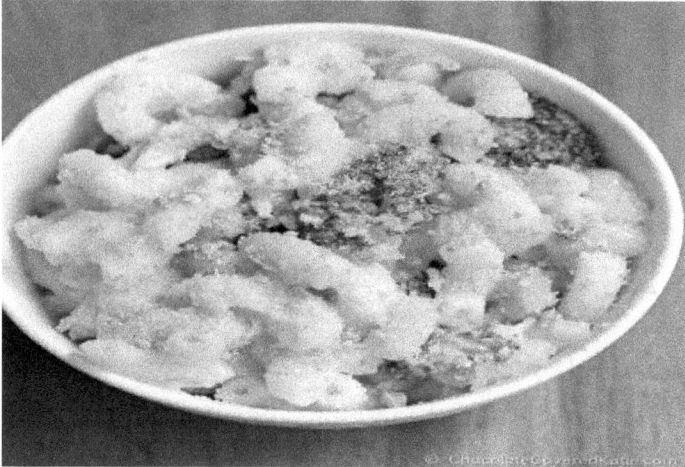

Hráefni

- .1 1/2 t. af makkarónum soðnar og tæmdar.
- 1 lítill laukur, saxaður.
- 9 sneiðar, 2/3 oz sterkur fituskertur cheddarostur.
- 1 12 oz dós af uppgufðri undanrennu.
- 1/2 t. lítið natríum kjúklingasoð.
- 2 1/2 matskeið (s) matskeið af hveiti í kring
- .1/4 tsk worcestershire sósa.
- 1/2 tsk þurrt sinnep.
- 1/8 teskeið (s) af pipar.
- 3 matskeiðar (r) af brauðrasp.
- 1 matskeið af smjörlíki, mýkt

UNDIRBÚNINGUR

1. Djúpt eldfast fat úðað með jurtaolíuspreyi, dreift 1/3 af makkarónum, 1/2 af lauk og osti. Endurtaktu lögin og endaðu með makkarónum. Þeytið mjólk, seyði, hveiti, sinnep, Worcestershire sósu og pipar þar til það er blandað saman. Hellið yfir lögin. Blandið saman brauðrasp og smjörlíki og stráið síðan yfir. Bakið afhjúpað við 375 gráður í 30 mínútur þar til það er heitt og freyðandi.

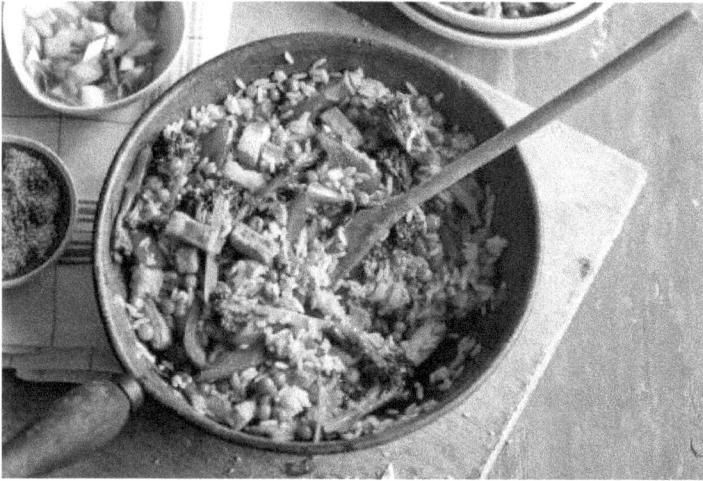

Hráefni

- .2 laukur.
- 2 gulrætur.
- 1 pastinip.
- 1 fennel
- .250 g af korni.
- ólífuolía.
- túrmerik salt, pipar.
- graskersfræ

UNDIRBÚNINGUR

1. Brúnið við miðlungshita: laukur í sneiðar, bætið túrmerik út í að vild, piprið vel, bætið svo við 2 gulrótum (hér 1 fjólublá, 1 gul), 1 pastinip, 1 hægelduðum fennel, salt og pipar, eldið, hrærið stundum í tíma

2. Eldið 1 250g pakka af morgunkorni í sjóðandi söltu vatni (eins og bulgur quinoa frá Monoprix, sem eldast á 10 mínútum), hellið af, hellið í salatskál, kryddið með 2 msk. matskeiðar ólífuolía, hellið grænmetinu ofan á, stráið ristuðum squashfræjum yfir í 3 mínútur á pönnu.

5. Hamborgarar Með Rjómalaga Sósu Og Steiktu Káli

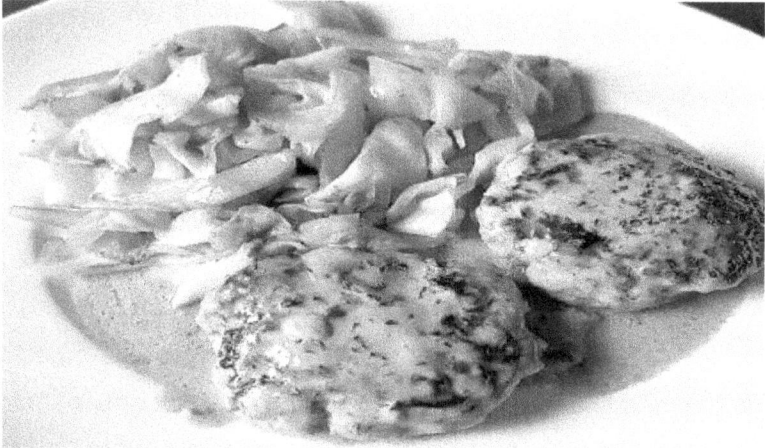

Hráefni

- Hamborgarar
- 650 g hakk (malað)
- 1 egg
- 85 g fetaostur
- 1 tsk. Salt
- $\frac{1}{4}$ tsk. malaður svartur pipar
- 55 g (220 ml) fersk steinselja, smátt söxuð
- 1 msk. ólífuolía, til steikingar
- 2 msk. smjör, til steikingar

sósu

- 180 ml rjómi (eða rjómi) til að þeyta
- 2 msk. söxuð fersk steinselja
- 2 msk. tómatmauk eða ajvar sósu
- salt og pipar

Steikt grænkál

- 550 g rifið hvítkál
- 85 g smjör
- salt og pipar

Leiðbeiningar

Rjómahamborgarar:

1. Blandið öllu hráefninu fyrir hamborgarana saman og setjið saman átta þeirra, lengri en þeir eru breiðir.
2. Steikið þær við meðalhita í smjöri og ólífuolíu í að minnsta kosti 10 mínútur eða þar til kexbollurnar taka á sig ljúffengan lit.
3. Bætið tómatmaukinu og þeyttum rjómanum á pönnuna þegar hamborgararnir eru næstum tilbúnir. Blandið saman og látið suðuna koma upp.
4. Stráið saxaðri steinselju yfir áður en hún er borin fram.

Grænkál steikt í smjöri:

1. Skerið kálið í strimla eða notið matvinnsluvél.
2. Bræðið smjörið á pönnu.
3. Steikið rifna kálið við meðalhita í að minnsta kosti 15 mínútur eða þar til kálið hefur fengið þann lit og áferð sem óskað er eftir.
4. Blandið oft saman og lækkið hitann aðeins undir lokin. Kryddið eftir smekk.

6. Jesúíta uppskrift

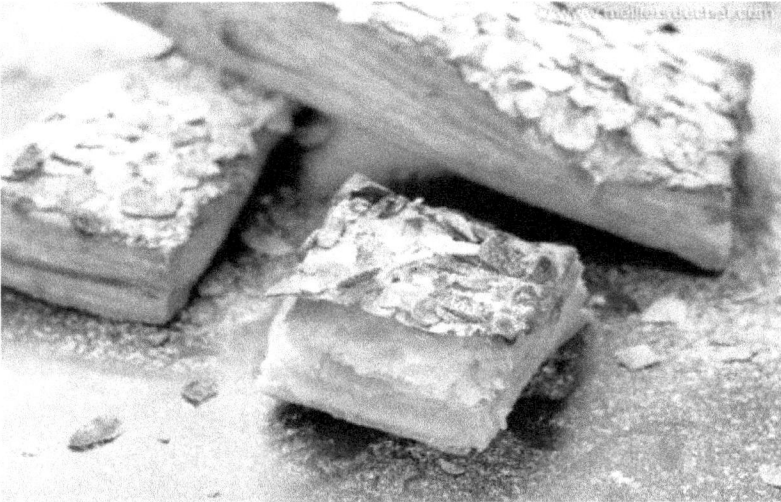

Hráefni

- ,50 g af möndludufti.
- 50 g sykur.
- 50 g smjör
- .1 egg.
- 1 líkjörglas(r) af rommi

UNDIRBÚNINGUR

1. Búðu til tvær þunnar pústræmur, 12 cm breiðar.
2. Skreytið með þunnu lagi af möndlukremi.
3. Vættu báðar brúnir með vatni með bursta. Settu seinni rúlluna ofan á, þrýstu á brúnirnar til að sjóða þær.
4. Brúnið yfirborðið með egginu og sáið möndludufti ofan á. Skerið ræmuna sem þannig fæst í þríhyrninga sem settir eru á bökunarplötu og bakið í heitum ofni.
5. Stráið flórsykri yfir þegar hann er tekinn úr ofninum. Mýkið smjörið í rjóma, bætið möndlunum og sykri út í á sama tíma.
6. Vinnið kröftuglega með þeytara til að fá froðukennda samsetningu. Bætið við öllu egginu, síðan romminu.

7. Súkkulaðiísuppskrift

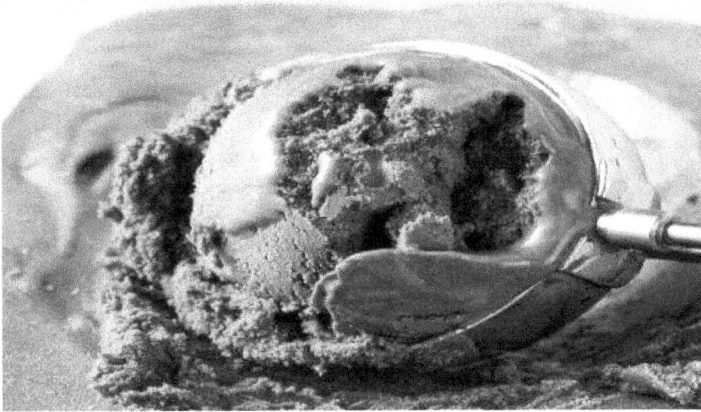

Hráefni

- .6 eggjarauður.
- 200 g sykur.
- 1/2 l af mjólk
- .300 ml af fljótandi sýrðum rjóma.
- 100 g ósykrað kakó

UNDIRBÚNINGUR

1. Til að búa til súkkulaðiísuppskriftina þína:
2. Sjóðið mjólkina.
3. Þeytið eggjarauðurnar og 150 g af sykri þar til blandan verður hvít.
4. Bætið kakóinu út í og blandið saman.
5. Hellið mjólkinni hægt út í og hrærið til að fá mjög fljótandi blöndu. Hitið allt aftur við lágan hita þannig að það þykkni (án þess að sjóða það).
6. Látið þennan safa kólna.
7. Þeytið rjómann og restina af sykrinum kröftuglega saman. Blandið blöndunni í safann. Túrbína

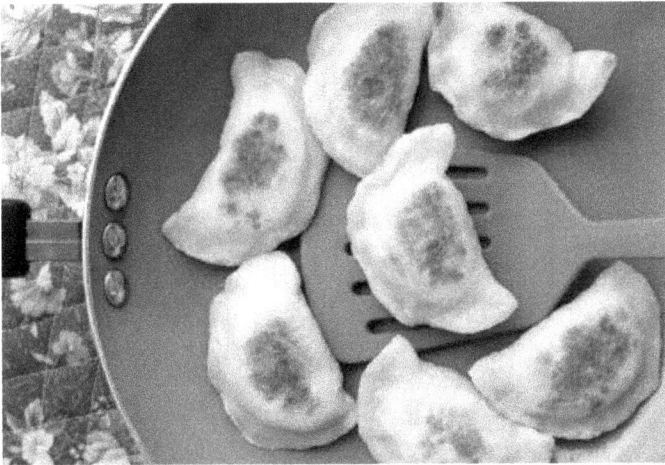

Hráefni

- .2 pund tæmd kotasæla eða ostur kostar.
- 10 t. vatn.
- 1 t. létt ristað brauðrasp.
- 3 matskeiðar (r) af olíu
- .4 stór egg, þeytt.
- 1 1/2 teskeið (s) af salti.
- 2 t. af hveiti, allur tilgangur plús nóg til að undirbúa deigið

UNDIRBÚNINGUR

1. Í meðalstórri skál, stappið ostinn með gaffli. Setjið eggin saman við, ½ tsk. salt, hveiti og blandaðu saman til að mynda deig. Veltið deiginu á hveitistráð borð og skiptið í 4 hluta. Dreifðu hverju stykki í 12 tommu langan og 2 tommu breiðan rétthyrning. Skerið hvert stykki á ská til að gera um 10 stykki. Látið suðuna koma upp í vatnið og bætið við 1 tsk. desel. Lækkið hitann þannig að vatnið sjóði örlítið og dýfið þriðjungi af raviolíinu í það. Látið malla, afhjúpað, þar til þær koma aftur upp. Fjarlægðu þau með skúmar, tæmdu þau. Endurtaktu þar til allir kleinuhringirnir eru soðnir. Berið fram með smá ristuðum brauðmylsnu.
2. Gerir um 40 perogies.

9. Granola Grunnuppskrift

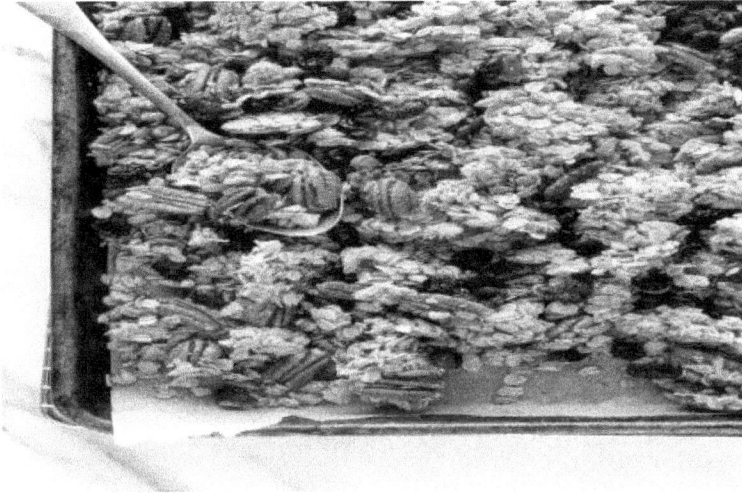

Hráefni

- .300 g haframjöl.
- 100 g af heilum möndlum.
- 100 g af sólblómafræjum.
- 100 g graskersfræ.
- 50 g sesamfræ.
- 50 g af vínberjum þurrkuð
- ,10 cl af heitu vatni.
- 50 g af fljótandi hunangi.
- 4 matskeiðar af kaldpressaðri sólblómaolíu.
- 1 teskeið af vanilludufti.
- 1 smá sjávarsalt

UNDIRBÚNINGUR

1. Kveiktu á ofninum þ. 5/150°.
2. Setjið haframjöl, fræ, möndlur, rúsínur, salt og vanillu í skál.
3. Blandið heitu vatni, hunangi og olíu saman og hellið í skálina.
4. Hrærið þar til vökvinn er frásogaður og dreifið síðan blöndunni á bökunarplötu sem er klædd bökunarpappír.
5. Eldið í 30 til 45 mínútur, hrærið af og til. Látið kólna og setjið til hliðar í boxi.

10. Grunnuppskriftarkaka

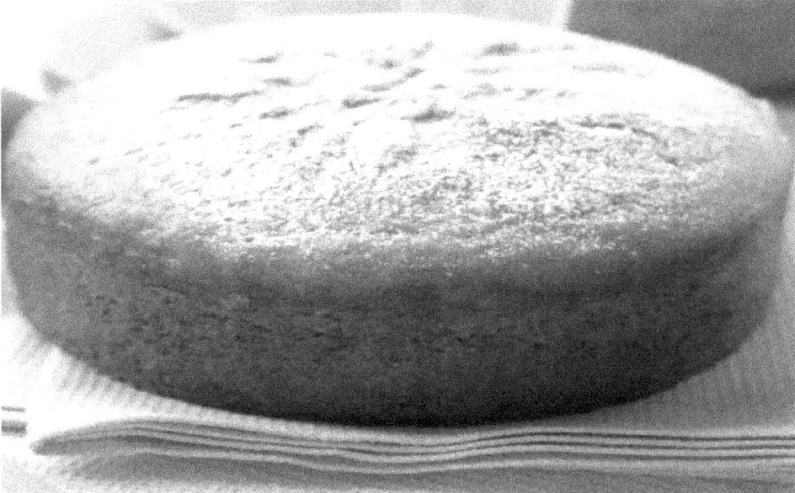

Hráefni

- .100 g dökkt súkkulaði.
- 200 g af smjöri + 1 hneta.
- 100 g af sykri + 1 smá.
- 4 egg.100 g hveiti
- ,50 g af maíssterkju.
- 30 g ósykrað kakó.
- 1 slétt teskeið af lyftidufti.
- 1 tsk af vanilludufti eða kanil

UNDIRBÚNINGUR

1. Kveiktu á ofninum þ. 6/180°.
2. Smyrjið pönnu og stráið smá sykri yfir.
3. Bræðið súkkulaðið brotið í bita og smjörið í örbylgjuofni eða tvöföldum katli.
4. Þeytið heilu eggin og sykurinn þar til blandan verður hvít og blandið þeim saman við brædda súkkulaði og smjör.
5. Bætið hveiti, maíssterkju, kakói, lyftidufti, vanillu eða kanil saman við. Þú getur blandað þessu deigi með matvinnsluvél eða hrærivél.
6. Hellið því í formið og bakið í ofni í 30 til 40 mínútur. Hnífsoddur sem er fastur í miðjunni ætti að koma næstum þurr út.
7. Snúið kökunni út og látið kólna á grind.

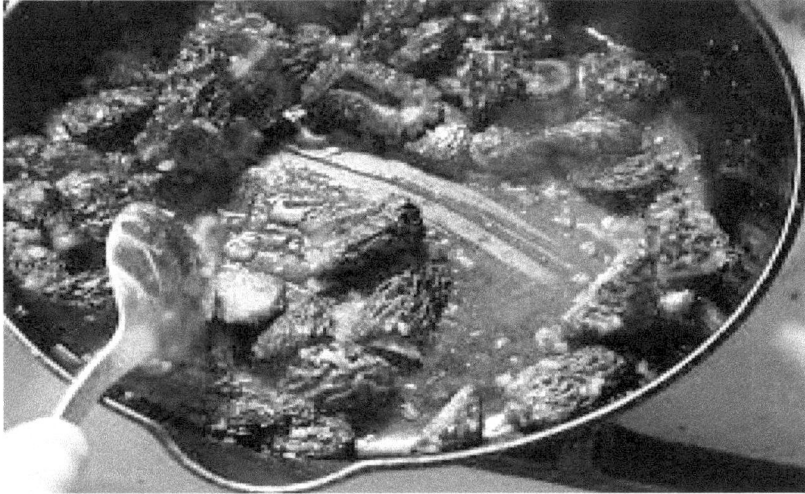

Hráefni

- .250 g af múrsteinum.
- 2 kálfakjötsnýru.
- 400 g af rifkálfi.
- 75 g smjör.
- 5 cl af koníaki
- .15 cl af sýrðum rjóma.
- 4 bind au vent.
- gróft salt.
- malaður pipar

UNDIRBÚNINGUR

1. Fjarlægðu jarðneska hluta morðanna, skolaðu þá í nokkrum vötnum, tæmdu þá og þurrkaðu þá í gleypið pappír.
2. Setjið sælgæti undir straum af köldu vatni, þeytið þær í 5 mínútur í söltu vatni og tæmið þær síðan.
3. Opnaðu nýrun, skerðu þau í teninga, steiktu þau í 25 grömmum af heitu smjöri í 8 mínútur.
4. Flambéð með helmingi koníaksins.
5. Skerið kálfabrauðin niður og brúnið þær í 3 mínútur í 25 grömmum af heitu smjöri.
6. Flameríð með restinni af koníakinu, bætið helmingnum af crème fraîche út í, hitið í 1 mínútu.
7. Brúnið múrsteinana í restinni af smjörinu í 10 mínútur, hellið af þeim og bætið svo restinni af rjómanum út í.
8. Í sauté pönnu, hella þremur undirbúningi, salti og pipar, hitið í 3 mínútur við lágan hita.
9. Setjið heitan undirbúninginn í heitar skorpurnar og berið fram heitar.

12. Franskt brauð: Grunnuppskrift

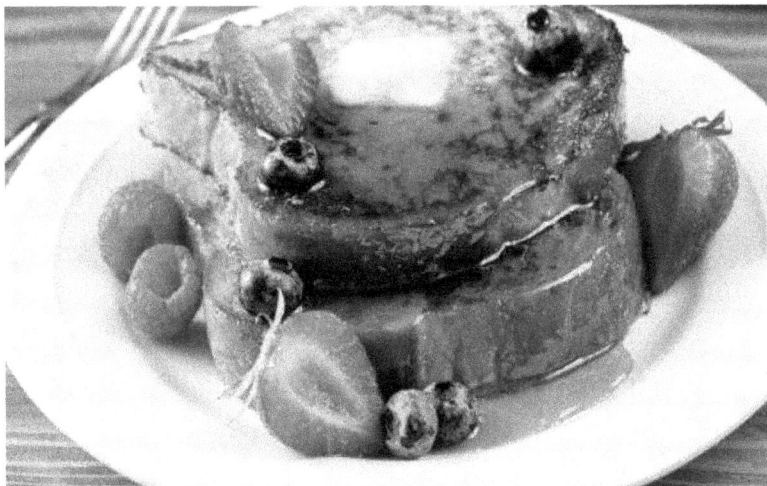

Hráefni

- .50 cl af mjólk.
- 150 g af sykri.
- 1 vanillustöng.
- 3 egg
- .kanillduft.
- 50 g smjör.
- 10 sneiðar af samlokubrauði, gamaldags baguette brioche

UNDIRBÚNINGUR

1. Hitið mjólkina, sykurinn og vanilluna skipt í tvennt og skafið í pott og látið malla í 10 mínútur, lokið.
2. Þeytið eggin í eggjaköku með 1 smá kanil.
3. Bræðið helminginn af smjörinu á pönnu, dýfið helmingnum af brauðsneiðunum í mjólkina, síðan í þeytt eggin og brúnið á pönnunni á báðum hliðum í 6 til 10 mínútur. Endurtaktu aðgerðina fyrir restina af sneiðunum. Berið fram strax.

13. Súkkulaðikökuuppskrift

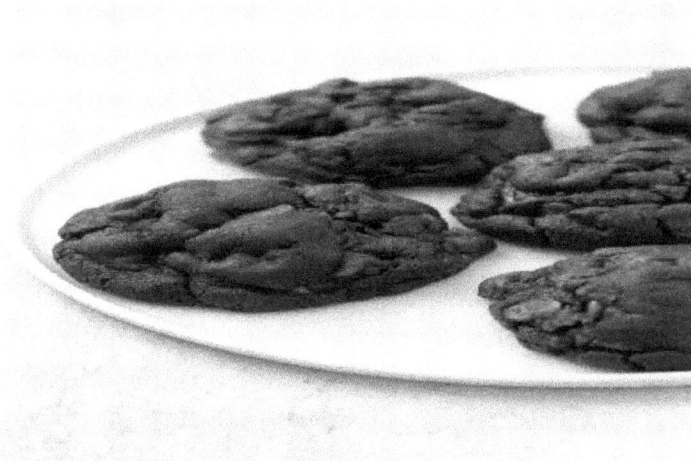

Hráefni

- 200 g af súkkulaði.
- 125 g af sykri
- 125g af möndludufti.
- 3 eggjahvítur

UNDIRBÚNINGUR

1. Forhitið ofninn í 180°C.
2. Bræðið súkkulaðið við vægan hita.
3. Þeytið eggjahvíturnar, haltu áfram að þeyta, blandaðu sykri og möluðum möndlum saman við.
4. Hrærið súkkulaðinu saman við.
5. Gerðu litlar hrúgur á bökunarplötu.
6. Bakið í 15 mínútur.
7. Njóttu litlu súkkulaðikökunnar!

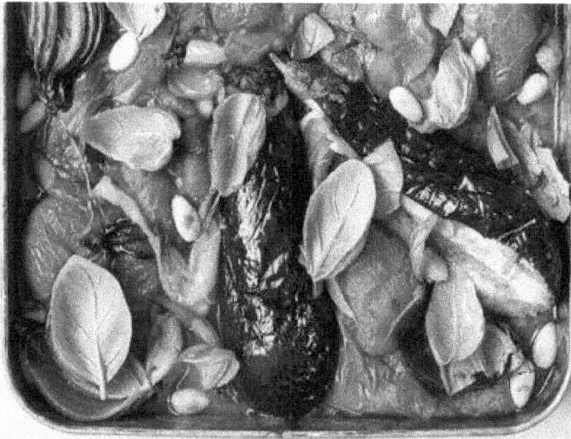

Hráefni

- .2 eggaldin.
- 2 kúrbít.
- 1 græn paprika.
- 1 rauð paprika
- .6nýir laukar.
- 2 dl af banyuls ediki
- 2 dl ólífuolía.
- salt

Til að þjóna:

- .ristaðar brauðsneiðar
- .ansjósuflök í ólífuolíu

UNDIRBÚNINGUR

Kveiktu á ofninum í 210 ° C (þ. 7). Skolið eggaldin, kúrbít og papriku og setjið þá á laukana án þess að afhýða þá. Renndu bökunarplötunni inn í ofninn. Telja

1. Milli 30 og 50 mínútur, snúið við og fylgst með grænmetinu: eggaldin eru soðin þegar þau eru mjúk undir fingurþrýstingi, paprikurnar og laukurinn þegar hýðið er brúnt.

Afhýða

1. Þegar það er volgt skera grænmetið papriku og eggaldin í langar ræmur, laukinn og kúrbítinn í tvennt eftir endilöngu.

Leggðu frá

1. Grænmetið í salatskál eða loftþéttu boxi. Hyljið þær með olíu og ediki. Saltið og blandið varlega saman. Berið escalivada fram við stofuhita eða kalt, ásamt ristuðum brauðsneiðum og ansjósuflökum.

15. Súkkulaði Profiteroles - Auðveld uppskrift

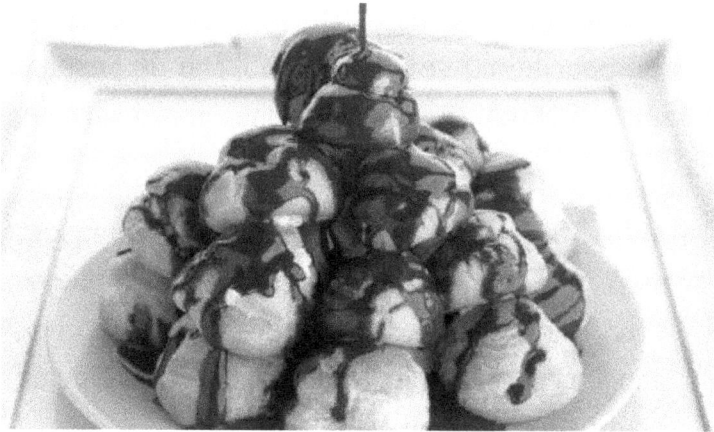

Hráefni

- .fyrir 40 lítil kringlótt kál.
- 1,5 cm innstunga.

fyrir sætabrauðskremið:.

- vanilósa
- .è 15 cl af þeyttum rjóma.

fyrir súkkulaðisósuna :.

- 150 g dökkt súkkulaði.mjólk

UNDIRBÚNINGUR

1. Blandið 15 cl af þeyttum rjóma varlega í sætabrauðskremið með þeytara til að létta rjómann.
2. Notaðu síðan sætabrauðspokann sem er með 1,5 cm stútnum, fylltu 40 pústirnar og settu þær í ísskápinn.
2. 3.Bræðið súkkulaðið í potti við vægan hita, bætið við mjólk þar til vel bundin sósa myndast.
3. Raðið kálinu í pýramída í fat og hyljið það með volgri sósu.
4. Súkkulaðigróðalarnir þínir eru tilbúnir, njóttu!
5. Uppgötvaðu uppskriftavalið okkar: hátíðlegar súkkulaðiuppskriftir, súkkulaðikökuuppskriftir, uppskriftir af sælgæti ...

16. Tartiflette - Uppskrift úr Chalet De Pierres

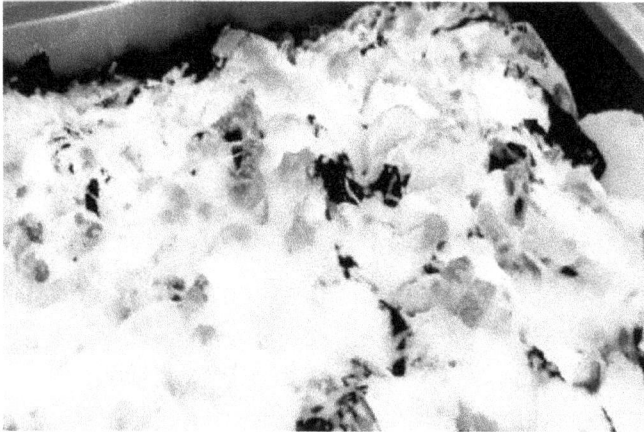

Hráefni

- 1 kg af kartöflum 1 laukur.
- 200 g lardons 1 bóndi reblochon
- 1 matskeið (r) af crème fraîche (má sleppa).
- 1 matskeið (r) af jurtaolíu (sólblómaolía, hnetur)
- 10 g af smjöri

UNDIRBÚNINGUR

1. Eldið kartöflurnar með hýðinu í potti með sjóðandi vatni.

2. Á þessum tíma skaltu afhýða og skera laukinn í sneiðar, svitna hann í heitri olíu og bæta beikoninu út í og brúna allt, hrærið oft.

3. Hitið ofninn í þ. 8/220°. Smyrjið gratín (eða steypujárns) fat, hellið helmingnum af kartöflunum út í og bætið við helmingnum af lauk-beikonblöndunni, afganginum af kartöflunum og restinni af lauk-beikoninu.

4. Jafnaðu út yfirborðið, bætið rjómanum út í (valfrjálst) og setjið allt reblochonið í miðjuna. Malaður pipar og settur inn í ofn þar til toppurinn á tartiflettunni er fallega brúnaður. Berið fram strax.

17. Klassísk uppskrift Brownies

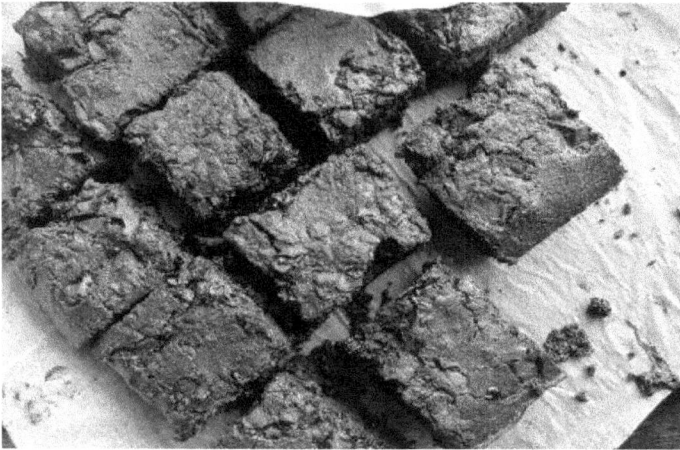

Hráefni

- .125 g smjör.
- 150 g af sykri.
- 4 egg.
- 125 g súkkulaði
- ,50 g hveiti.
- ger.
- sykurís

UNDIRBÚNINGUR

1. Forhitaðu ofnhitastillinn þinn 6 - 7 (180 ° - 200 °).
2. Bræðið smjörið í potti við mjög lágan hita.
3. Blandið bræddu smjöri saman við sykurinn í skál.
4. Bætið eggjunum við.
5. Bræðið súkkulaðið sem er skorið í ferninga í potti við mjög lágan hita og bætið því síðan út í blönduna.
6. Bætið hveitinu í bland við saltið og lyftiduftið.
7. Blandið öllu vel saman (50 snúninga)
8. Setjið blönduna í vel smurt mót. Tilvalið er að nota ferhyrnt keramikmót sem er um það bil 20 x 25 sentimetrar.
9. Setjið í ofninn í 30 til 35 mínútur. Brúnkakan á ekki að vera ofelduð.
10. Látið kólna, stráið flórsykri yfir til að fá frambærilegri hvítan topp og skerið í ferninga bita (td 2 sentimetrar á 2 sentímetra).

18. Speculoos, einfölduð uppskrift

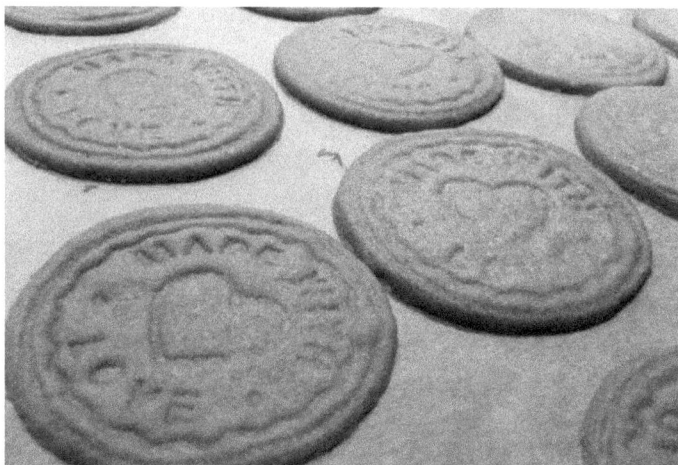

Hráefni

- .250 g smjör.
- 350 g hveiti, sigtað.
- 200 g púðursykur
- ,5g matarsódi.
- 1 egg.
- 1 matskeið af salti

UNDIRBÚNINGUR

1. Undirbúningur speculoos krefst 12 klukkustunda bið.
2. Blandið 40 g af hveiti, matarsóda og salti saman í fyrsta ílát.
3. Bræðið smjörið.
4. Setjið það í annað ílát, bætið púðursykrinum, egginu út í og blandið kröftuglega saman. Bætið svo afganginum af hveitinu út í á meðan hrært er. Blandið öllu saman og látið standa í 12 tíma í kæli.
5. Eftir 12 tíma bið, smjör bökunarplötur.
6. Fletjið deigið út með lágmarksþykkt (hámark 3 mm) og skerið það með form að eigin vali.
7. Bakið allt í 20 mínútur og fylgist með eldamennskunni.
8. Best er að láta spekúlurnar kólna áður en þær eru borðaðar!

19. Hrærð egg með basil og smjöri

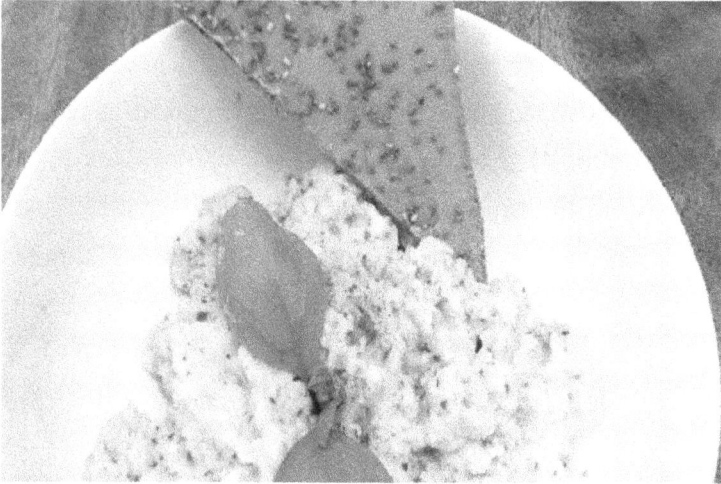

Hráefni

- 2 msk. Smjör
- 2 egg
- 2 msk. krem (eða krem) til að setja upp
- salt og malaður svartur pipar
- 80 ml (38 g) rifinn cheddar ostur
- 2 msk. fersk basil

UNDIRBÚNINGUR

1. Bræðið smjörið á pönnu við vægan hita.
2. Bætið eggjum, rjóma, osti og kryddi í litla skál. Þeytið létt og bætið á pönnuna.
3. Hrærið með spaða frá brúnum að miðju þar til eggin hafa verið hrærð. Ef þú vilt þær mjúkar og rjómalögaðar skaltu hræra við lágan hita þar til þau ná æskilegri samkvæmni.
4. Endið á því að strá basilíkunni ofan á.

20. Hvítlauks kjúklingabringa

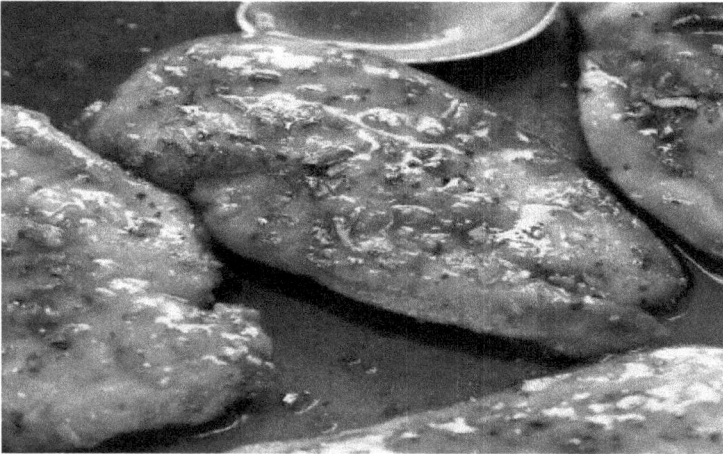

Hráefni

- 2 bollar af ólífuolíu
- 4 matskeiðar hvítlaukur, þunnar sneiðar
- 1 bolli guajillo chili pipar, skorinn í sneiðar
- 4 kjúklingabringur
- 1 klípa af salti
- 1 klípa af pipar
- 1/4 bollar af steinselju, smátt saxað, til að skreyta

UNDIRBÚNINGUR

1. Fyrir hvítlaukinn, blandaðu olíunni saman við hvítlaukinn, guajillo chili, kjúklinginn og marineringuna í 30 mínútur í skál. Fyrirvari.

2. Hitið pönnu yfir meðalhita, bætið kjúklingnum saman við marineringuna og eldið í um 15 mínútur við meðalhita eða þar til hvítlaukurinn er gullinbrúnn og kjúklingurinn eldaður. Kryddið með salti og pipar. Berið fram og skreytið með saxaðri steinselju.

21. Svínakjöt Chicharrón A La Mexicana

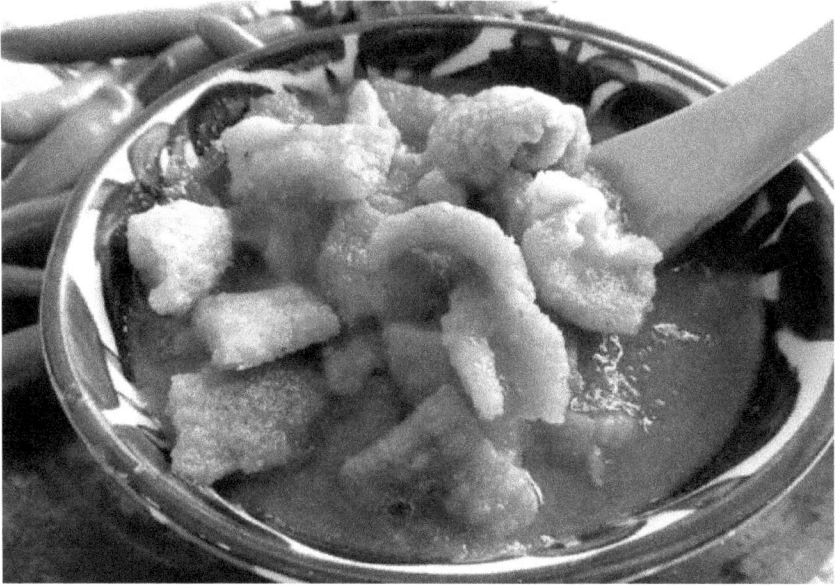

Hráefni

- 1 matskeið af olíu
- 1/4 laukur, flakaður
- 3 serrano paprikur, skornar í sneiðar
- 6 tómatar, skornir í bita
- 1/2 bolli af kjúklingasoði
- 3 bollar af svínabörkur
- nóg af salti
- nóg af pipar
- nóg af fersku kóríander, í laufum, til að skreyta
- nóg af baunum, úr pottinum, til að fylgja með

- nóg af maístortillum, til að fylgja með

UNDIRBÚNINGUR

1. Á djúpri pönnu, steikið laukinn og chili með smá olíu þar til þau eru glansandi. Bætið tómötunum út í og eldið í 5 mínútur, bætið kjúklingasoðinu út í og látið sjóða. Bætið svínabörknum út í, kryddið með salti og pipar, hyljið kóríanderlauf og eldið í 10 mínútur.
2. Berið fram og skreytið með kóríanderlaufum.
3. Fylgdu með pottabaunum og maístortillum.

22. Kjúklingur fylltur með nopales

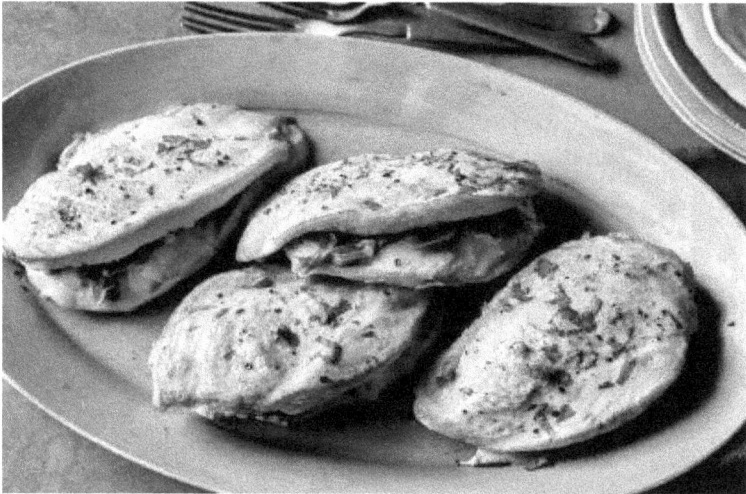

Hráefni

- 1 matskeið af olíu
- 1/2 bolli hvítlaukur, flakaður
- 1 bolli af nopal, skorið í strimla og soðið
- nóg af salti
- nóg af oregano
- nóg af pipar
- 4 kjúklingabringur, flattar
- 1 bolli af Oaxaca osti, rifinn
- 1 matskeið af olíu, fyrir sósu
- 3 hvítlauksgeirar, saxaðir, fyrir sósu
- 1 hvítlaukur, skorinn í áttundu, fyrir sósu
- 6 tómatar, skornir í fernt, fyrir sósu582

- 1/4 bollar af fersku kóríander, ferskt, fyrir sósu
- 4 guajillo chili, fyrir sósuna
- 1 matskeið af kryddjurtum, fyrir sósu
- 1 bolli af kjúklingasoði, fyrir sósu
- 1 klípa af salti, fyrir sósu

UNDIRBÚNINGUR

1. Fyrir fyllinguna, hitið pönnu yfir miðlungshita með olíunni, eldið laukinn með nópalunum þar til þeir hætta að losa slefa, kryddið að vild með salti, pipar og oregano. Fyrirvari.
2. Setjið kjúklingabringurnar á borð, fylltar með nopales og Oaxaca osti, rúllið upp, kryddið með salti, pipar og smá oregano. Ef nauðsyn krefur festið með tannstöngli.
3. Hitið grill við háan hita og eldið kjúklingasnúðurnar þar til þær eru eldaðar í gegn. Skerið rúllurnar og geymið þær heitar.
4. Fyrir sósuna, hitið pönnu yfir meðalhita með olíunni, eldið hvítlaukinn með lauknum þar til þú færð gullinn lit, bætið við tómötum, kóríander, guajillo chili, kryddjurtum, kóríanderfræjum. Eldið í 10 mínútur, fyllið með kjúklingasoðinu, kryddið með salti og

haltu áfram að elda í 10 mínútur í viðbót. Kældu aðeins.

5. Blandið sósunni þar til þú færð einsleita blöndu. Berið fram á disk sem spegil, setjið kjúklinginn ofan á og njótið.

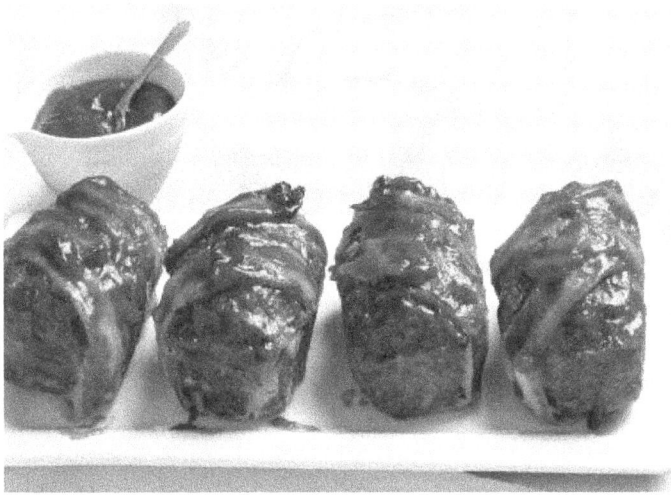

Hráefni

- 1 kíló af nautahakk
- 1/2 bolli af möluðu brauði
- 1 egg
- 1 bolli laukur, smátt saxaður
- 2 matskeiðar hvítlaukur, smátt saxaður
- 4 matskeiðar tómatsósa
- 1 matskeið sinnep
- 2 tsk steinselja, smátt söxuð
- nóg af salti
- nóg af pipar
- 12 sneiðar af beikoni
- nóg af tómatsósu, til að lakka
- nóg af steinselju, til að skreyta

UNDIRBÚNINGUR

1. Forhitið ofninn í 180°C.
2. Blandið nautahakkinu saman við brauðmylsna, eggið, laukinn, hvítlaukinn, tómatsósu, sinnepið, steinseljuna, saltið og piparinn í skál.
3. Taktu um það bil 150 g af kjötblöndunni og mótaðu hana í hringlaga form með hjálp handanna. Vefjið með beikoni og setjið á smurða kökupappír eða vaxpappír. Penslið toppinn á bollunum og beikoninu með tómatsósu.
4. Bakið í 15 mínútur eða þar til kjötið er eldað og beikonið gullbrúnt.
5. Berið fram með steinselju ásamt salati og pasta.

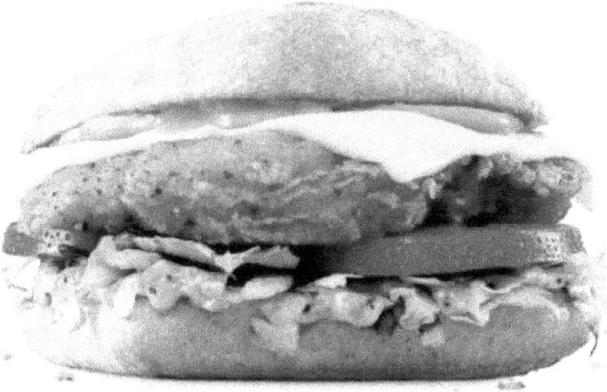

Hráefni

- 1/2 bolli chorizo, mulið
- 1/2 bolli beikon, saxað
- 2 matskeiðar hvítlaukur, smátt saxaður
- 1 rauðlaukur, skorinn í bita
- 2 kjúklingabringur, roðlausar, beinlausar, skornar í teninga
- 1 bolli sveppir, flakaðir
- 1 gul paprika, skorin í bita
- 1 rauð paprika, skorin í bita
- 1 paprika, appelsína skorin í bita
- 1 grasker, skorið í hálf tungl
- 1 klípa af salti og pipar
- 1 bolli Manchego ostur, rifinn

- eftir smekk af maístortillum, til að fylgja með
- að smakka af sósu, til að fylgja með
- að smakka af sítrónu, til að fylgja með

UNDIRBÚNINGUR

1. Hitið pönnu yfir meðalhita og steikið chorizo og beikon þar til það er gullbrúnt. Bætið hvítlauknum og lauknum út í og eldið þar til það er gegnsætt. Bætið kjúklingnum út í, kryddið með salti og pipar og eldið þar til hann er gullinbrúnn.
2. Þegar kjúklingurinn er eldaður, bætið þá grænmetinu út í einu í einu, eldið í nokkrar mínútur áður en því næst er bætt út í. Bætið að lokum ostinum út í og eldið í 5 mínútur í viðbót svo hann bráðni, leiðréttið kryddið.
3. Berið vírinn fram mjög heitan ásamt maístortillum, salsa og sítrónu.

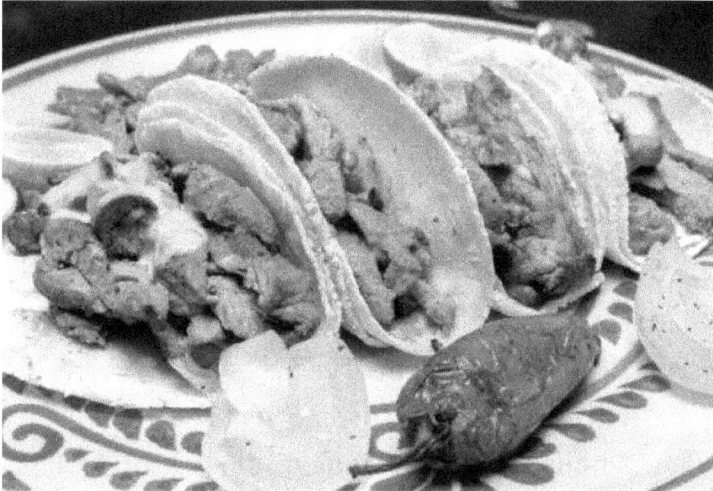

Hráefni

- 3/4 bollar af möndlumjöli, 40 g, sigtað, fyrir tortillu
- 1 bolli af San Juan® eggjahvítu, 375 ml
- 1 tsk af lyftidufti, 3 g, sigtað fyrir eggjakökuna
- eftir smekk af salti, fyrir eggjakökuna
- eftir smekk af pipar, fyrir eggjakökuna
- nóg af matreiðsluspreyi, fyrir eggjakökuna
- 1/4 laukur, fyrir sósuna
- 1 hvítlauksgeiri, fyrir sósuna
- 1/2 bollar af gúrku, án hýði eða fræja, í teningum, fyrir sósuna
- 2 avókadó, bara deigið, fyrir sósuna

- 2 stykki af serrano pipar, án hala, fyrir sósuna
- 3/4 bollar af kóríander, laufblöð, fyrir sósuna
- 3 matskeiðar af spearmint, laufblöð, fyrir sósuna
- 3 matskeiðar af sítrónusafa, fyrir sósuna
- 3 matskeiðar af vatni, fyrir sósuna
- eftir smekk af salti, fyrir sósuna
- eftir smekk af pipar, fyrir sósuna
- 2 matskeiðar af ólífuolíu, fyrir kjötið
- 1/2 bolli af lauk, í strimlum, fyrir kjötið
- 500 grömm af flanksteik, í meðalstórum strimlum
- eftir smekk af salti, fyrir kjötið
- eftir smekk af pipar, fyrir kjötið
- nóg af rauðlauk, súrsuðum, til að fylgja með
- eftir smekk af serrano pipar, sneiðum, til að fylgja með
- nóg af kóríanderlaufi, til að fylgja með

UNDIRBÚNINGUR

1. Blandið möndlumjölinu saman við San Juan® eggjahvítu í skál með hjálp blöðru og lyftiduftinu þar til það er samþætt, þú munt taka eftir því að hvíturnar munu svampast

aðeins, krydda með salti og pipar og klára að sampættast.

2. Setjið smá matreiðsluúða í teflon pönnu (helst í þeirri stærð sem þið viljið gera tortillurnar) bætið við smá blöndu og eldið við vægan hita, þegar yfirborðið fer að myndast litlar loftbólur, snúið tortillunni með spaða og eldið í nokkrar fleiri mínútur. Endurtaktu þar til blöndunni er lokið. Geymið heitt fram að notkun.

3. Fyrir sósuna, blandaðu lauknum saman við hvítlauk, agúrku, avókadó, serrano pipar, kóríander, myntu, sítrónusafa, vatni, salti og pipar þar til hann er samsettur. Geymið til notkunar.

4. Hellið ólífuolíu á heita pönnu, steikið laukinn þar til hann er gegnsær og eldið hliðarsteikina í 8 mínútur við meðalhita, kryddið með salti og pipar.

5. Undirbúið tacoið þitt! Smyrjið sósu á tortillu, setjið flanksteikina í strimla, bætið við súrsuðum lauk, serranó sneiðar og kóríander.

26. Keto Mexican Fish Veggfóður

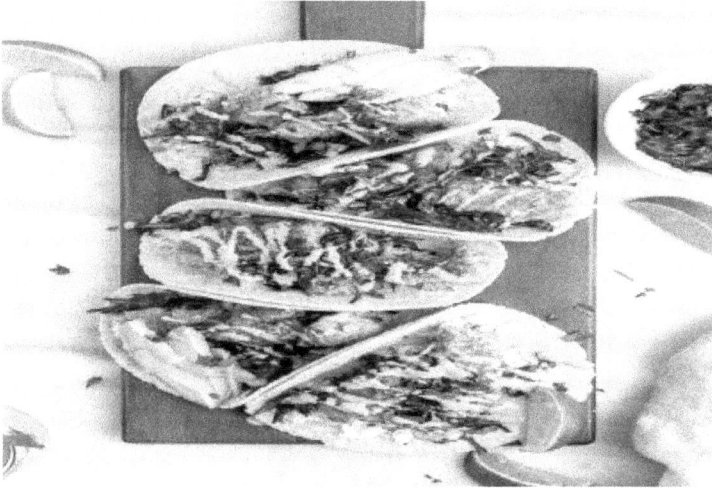

Hráefni

- 4 rauð snapperflök, 280 g hvert
- eftir smekk af hvítlauksdufti
- að smakka af salti
- eftir smekk af pipar
- 2 paprikur, skornar í strimla
- 2 cuaresmeño chile, smátt saxað
- nóg af epazóti, í laufum
- nóg af bananalaufi, ristuðu
- 2 stykki af avókadó, fyrir guacamole
- 3 matskeiðar af sítrónusafa, fyrir guacamole
- 1/4 bolli af lauk, smátt saxað, fyrir guacamole
- 2 matskeiðar af kóríander, smátt saxað, fyrir guacamole
- 2 teskeiðar af olíu

UNDIRBÚNINGUR

1. Kryddið rauðsnappaflökin með hvítlauksduftinu, salti og pipar.
2. Setjið rauðsnappaflökin á bananablöðin, bætið paprikunni, cuaresmeño piparnum og epazote laufin út í.
3. Hyljið fiskinn með bananablöðunum og pakkið inn eins og hann væri tamale, setjið í gufugufu og eldið í 15 mínútur við vægan hita.
4. Í skál með gaffli, maukið guacamole avókadóið þar til það er mauk, bætið við sítrónusafanum, lauknum, kryddið með salti, pipar, bætið við kóríander og blandið saman.
5. Berið fram á disk, með guacamole. Njóttu.

27. Low Carb Chicken Tacos

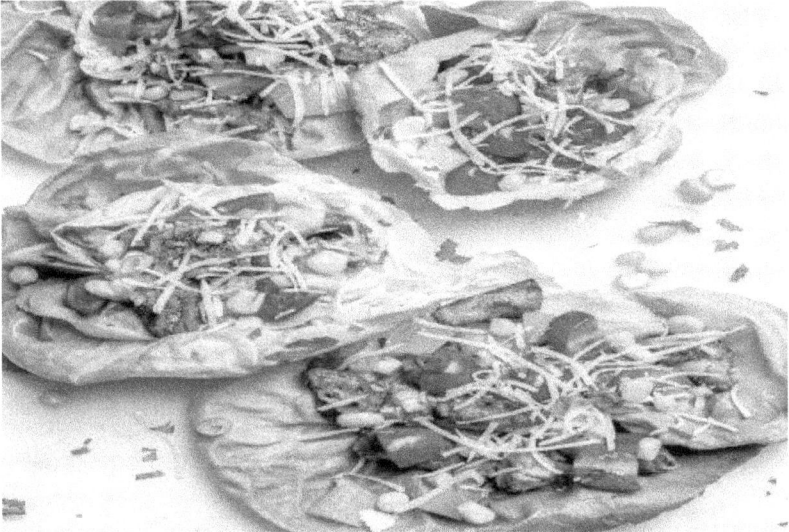

Hráefni

- 1/2 bolli grasker, ítalskt, sneið
- 1 bolli af möndlumjöli
- 2 matskeiðar maíssterkju
- 4 egg
- 1 1/2 bollar af mjólk
- að smakka af salti
- nóg af Nutrioli® spreyolíu, fyrir tortillurnar
- nóg af Nutrioli® spreyolíu til að steikja fajitas
- 1 bolli laukur, sneiddur
- 2 bollar kjúklingur, í teningum
- 1/2 bolli græn paprika, skorin í teninga

- 1/2 bolli rauð paprika, skorin í teninga
- 1/2 bolli gul paprika, skorin í teninga
- 1 bolli Manchego ostur, rifinn
- nóg af kóríander, til að skreyta
- nóg af sítrónu, til að fylgja með
- nóg af grænni sósu, til að fylgja með

UNDIRBÚNINGUR

1. Blandið saman graskerinu, möndlumjölinu, maíssterkju, eggi, mjólk og salti.
2. Bætið Nutrioli® spreyolíu á pönnu sem festist ekki við og mótið tortillurnar með hjálp skeiðar. Eldið 3 mínútur á hvorri hlið. Fyrirvari.
3. Bætið Nutrioli® Spray Oil, lauknum, kjúklingnum, salti og pipar á pönnu yfir miðlungshita. og eldið í 10 mínútur.
4. Bætið paprikunni út í og eldið í 5 mínútur; bætið ostinum út í og eldið þar til hann bráðnar.
5. Mótið tacos, skreytið með kóríander og berið fram með sítrónu og grænni sósu.

28. Quinoa Yakimeshi

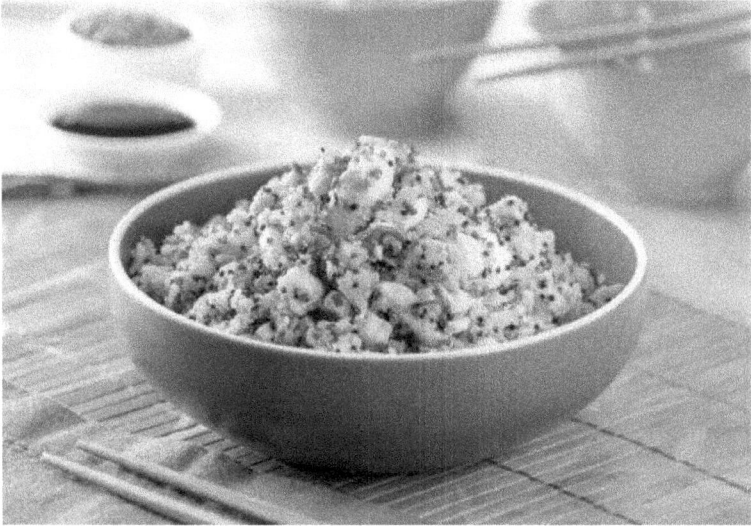

Hráefni

- 1 bolli Goya lífrænt þrílitað kínóa
- 1 1/2 bollar af vatni
- að smakka af salti
- 1 matskeið af ólífuolíu
- 1 msk graslaukur
- 1 matskeið af lauk
- 1/2 bolli gulrót
- 1/2 bolli grasker
- 1 1/2 bollar kjúklingur
- 1 egg
- 1/4 bolli sojasósa
- nóg af graslauk, til að skreyta

UNDIRBÚNINGUR

1. Bætið Goya tricolor lífræna kínóa, vatninu og saltinu í lítinn pott. Lokið og eldið við vægan hita í 20 mínútur. Fyrirvari.
2. Bætið ólífuolíu á pönnu, bætið við lauk, graslauk, gulrót og grasker. Bætið kjúklingnum út í og eldið í 10 mínútur.
3. Búið til hring í miðju pönnunnar og hellið egginu út í, blandið þar til það er eldað og samþætt.
4. Bætið við Goya tricolor lífræna kínóa, sojasósunni og blandið saman.
5. Skreytið með graslauk og berið fram heitt.

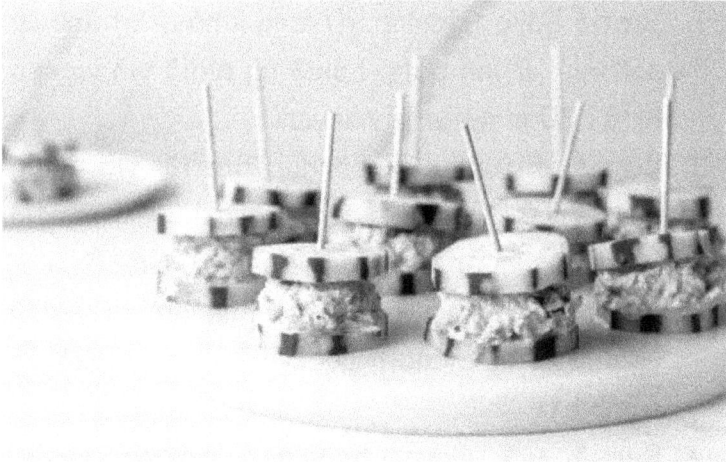

Hráefni

- 1 agúrka
- 1 bolli niðursoðinn túnfiskur, tæmd
- 1 avókadó, skorið í teninga
- 1/4 bolli majónesi
- 1 matskeið af sítrónusafa
- 1/4 bolli sellerí
- 2 matskeiðar malaður chipotle chile
- 1 cuaresmeño pipar, smátt saxaður
- nóg af salti
- nóg af pipar

UNDIRBÚNINGUR

1. Skerið gúrkuna niður með hjálp skrældara og fjarlægið þunnar sneiðar.
2. Blandið túnfisknum saman við avókadóið, majónesinu, sítrónusafanum, selleríinu, möluðum chipotle, cuaresmeño piparnum og kryddið með salti og pipar.
3. Settu smá túnfisk á eina af gúrkuhellunum, rúllaðu upp og endurtaktu með öllum hinum. Berið fram og skreytið með cuaresmeño pipar.

30. Ceviche fyllt avókadó með Habanero

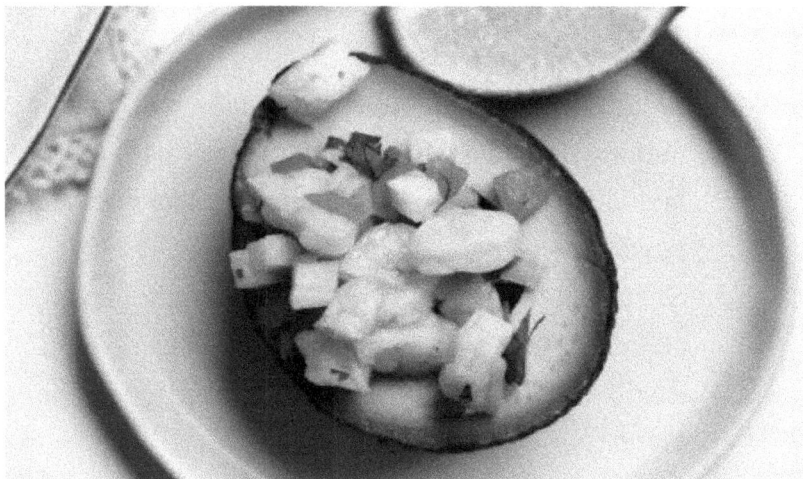

Hráefni

- 400 grömm af hvítum fiski, skorinn í teninga
- 1/2 bolli af sítrónusafa
- 1/4 bolli af appelsínusafa
- 1/2 msk ólífuolía
- 1 agúrka, með hýði, skorin í teninga
- 2 tómatar, skornir í teninga
- 1 tómatur, skorinn í teninga
- 2 habanero paprikur, smátt saxaðar
- 1/4 rauðlaukur, smátt saxaður
- 1/2 bolli ananas, skorinn í teninga
- 1/4 bollar ferskt kóríander, smátt saxað
- 1 matskeið eplaedik

- 1/2 tsk af salti
- 1 tsk hvítur pipar, malaður
- 2 avókadó frá Mexíkó
- 1 radísa, þunnar sneiðar, til skrauts

UNDIRBÚNINGUR

1. Marinerið fiskinn í skál með sítrónusafa, appelsínusafa og ólífuolíu, kælið í um 20 mínútur.
2. Takið fiskinn úr ísskápnum og blandið saman við agúrkuna, tómatillo, tómata, habanero pipar, rauðlauk, ananas, kóríander, eplaediki og kryddið með salti og hvítum pipar.
3. Skerið avókadóið í tvennt, fjarlægið fræið og hýðið, fyllið hvern helming með ceviche og skreytið með radísum.

31. Keto súkkulaðikaka

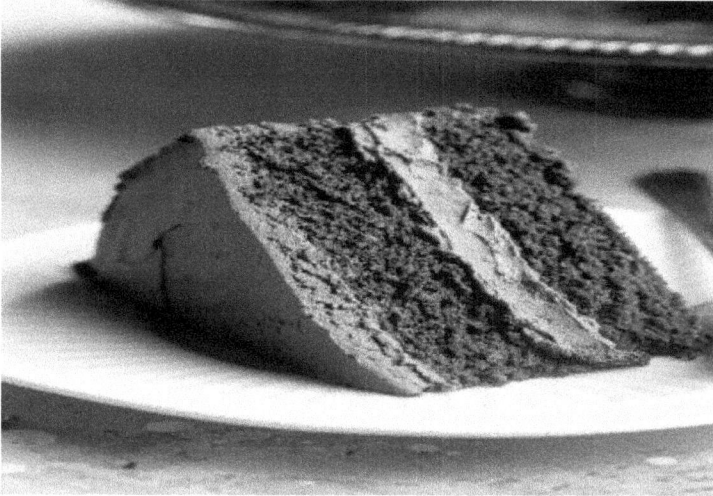

Hráefni

- 10 egg
- 1 1/4 bollar munkaávöxtur
- 1 bolli kókosmjöl
- 1 bolli kakó
- 1/2 bolli af kókosmjólk
- 1 matskeið af matarsóda
- 1 matskeið af lyftidufti
- 1 bolli dökkt súkkulaði, bræett
- 1/2 bollar kókosolía, bræett
- nóg af kókosolíu, til að smyrja
- nóg af kakói, í mótið
- 1/2 bolli af kókosmjólk
- 1 bolli af dökku súkkulaði
- 1 bolli af möndlu, flökuð, til að skreyta
- 1 bolli hindberjum, til að skreyta

- nóg af súkkulaði, í spæni, til að skreyta

UNDIRBÚNINGUR

1. Forhitið ofninn í 170°C.
2. Í blandara skál, þeytið eggin með munkaávöxtunum þar til þau tvöfaldast að stærð, bætið kókosmjöli, kakói, kókosmjólk, matarsóda, lyftidufti, dökku súkkulaði og olíu smám saman út í. kókoshneta. Þeytið þar til það hefur blandast saman og búið til einsleita blöndu.
3. Smyrjið kökuform með kókosolíu og stráið kakói yfir.
4. Hellið kökublöndunni út í og bakið í 35 mínútur eða þar til tannstöngullinn kemur hreinn út. Látið kólna og taka úr mold.
5. Hitið kókosmjólkina í potti yfir meðalhita fyrir bikið, bætið dökku súkkulaðinu út í og hrærið þar til það er alveg bráðið. Kælið og geymið.
6. Þeytið frostið þar til það tvöfaldast að stærð.
7. Hyljið kökuna með bitumeninu, skreytið með ristuðum möndlum, hindberjum og súkkulaðispæni.
8. Skerið sneið og njótið.

32. Marielle Henaine

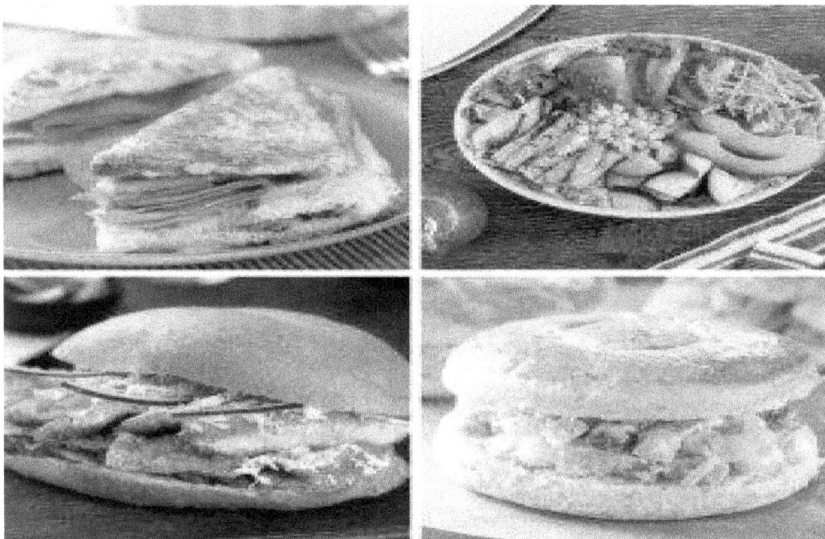

Hráefni

- nóg af vatni
- nóg af salti
- 2 bollar blómkál, skorið í litla bita
- 1 bolli rjómaostur
- 1/3 bollar af smjöri
- 1 matskeið af oregano
- nóg af salti
- nóg af hvítum pipar
- nóg af graslauk

UNDIRBÚNINGUR

1. Bætið salti og blómkáli í pott með sjóðandi vatni, eldið þar til það er slétt. Tæmdu og kældu.
2. Setjið blómkál, rjómaost, smjör, salt og pipar í vinnsluvélina. Vinnið þar til þú færð mjög slétt mauk.
3. Eldið maukið á pönnu við meðalhita til að þykkna, leiðréttið kryddið og berið fram með söxuðum graslauk.

33. Chayotes fylltir með Salpicón

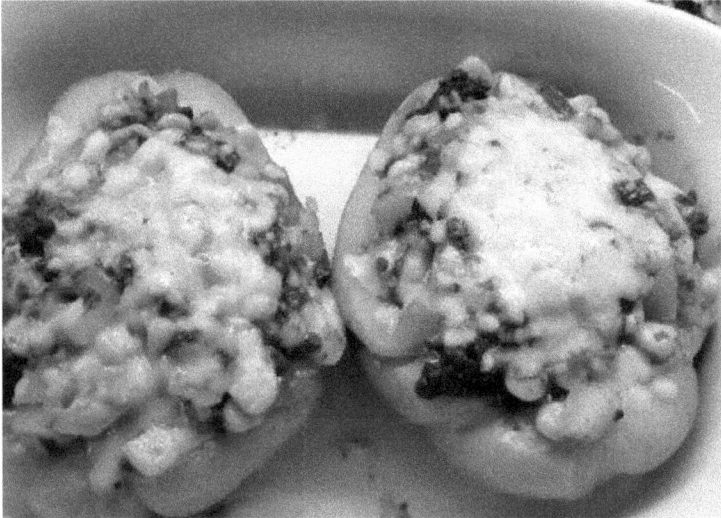

Hráefni

- nóg af vatni
- 1 klípa af salti
- 2 chayotes, skrældar og helmingaðir
- 1 1/2 bollar af nautabringum, soðin og rifin
- 1/4 bolli rauðlaukur, smátt saxaður
- 2 grænir tómatar, skornir í bita
- 2 súrsaðar serrano paprikur, skornar í sneiðar
- 1 bolli salat, smátt saxað
- 1 matskeið oregano, þurrkað
- 1/4 bolli sítrónusafi
- 2 matskeiðar ólífuolía

- 1 matskeið af hvítu ediki
- klípa af salti
- nóg af pipar
- 1/2 avókadó, skorið í sneiðar

UNDIRBÚNINGUR

1. Í potti með sjóðandi vatni og salti, eldið chayotes þar til þeir eru mjúkir, um það bil 15 mínútur. Fjarlægðu, tæmdu og geymdu.
2. Á bretti og með skeiðarhjálp holurðu chayoteinn og saxið fyllinguna smátt.
3. Fyrir salpicónið, blandið rifnu kjötinu saman við fjólubláa laukinn, græna tómatinn, serranó pipar, salat, kóríander, oregano, sítrónusafa, ólífuolíu, edik, chayote, fyllið saltið og piparinn í skál.
4. Fylltu chayotes með salpicón og skreytið með avókadó.

34. Kjúklingasoð með blómkálshrísgrjónum

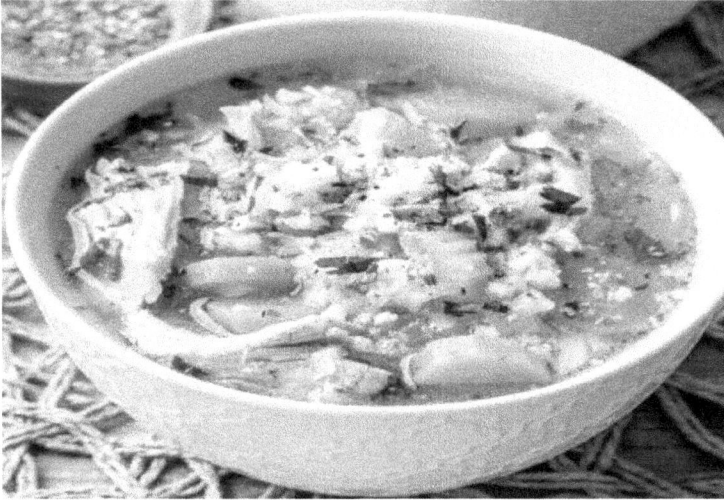

Hráefni

- 2 lítrar af vatni
- 1 kjúklingabringa, bein og roðlaus
- 1 hvítlauksgeiri
- 2 lárviðarlauf
- nóg af salti
- 1 blómkál, skorið í litla bita
- 2 chayotes, afhýdd og skorin í teninga
- 2 grasker, skorin í teninga
- 2 serrano paprikur, smátt saxaðar
- nóg af avókadó, sneið, til að bera fram
- nóg af fersku kóríander, smátt saxað, til að bera fram
- nóg af sítrónu, til að bera fram

UNDIRBÚNINGUR

1. Fyrir soðið, hitið vatnið í potti og eldið kjúklingabringurnar með hvítlauknum, lárviðarlaufinu og salti. Lokið og látið sjóða þar til bringan er elduð, um 40 mínútur.
2. Takið kjúklingabringuna af, kælið og rífið í sundur. Sigtið kjúklingasoðið til að fjarlægja óhreinindi og fitu.
3. Blandið blómkálinu í matvinnsluvél þar til mjög litlir bitar eru orðnir „hrísgrjón".
4. Setjið soðið aftur til eldunar undir lok, þegar það sýður, bætið við chayotes og eldið í nokkrar mínútur án þess að afhjúpa pottinn. Bætið graskerunum og serrano piparnum út í, eldið þar til það er mjúkt. Þegar grænmetið er soðið skaltu bæta við blómkáli og kjúklingi, elda í 5 mínútur í viðbót og krydda.
5. Berið kjúklingasoðið fram með avókadó, kóríander og nokkrum dropum af sítrónu.

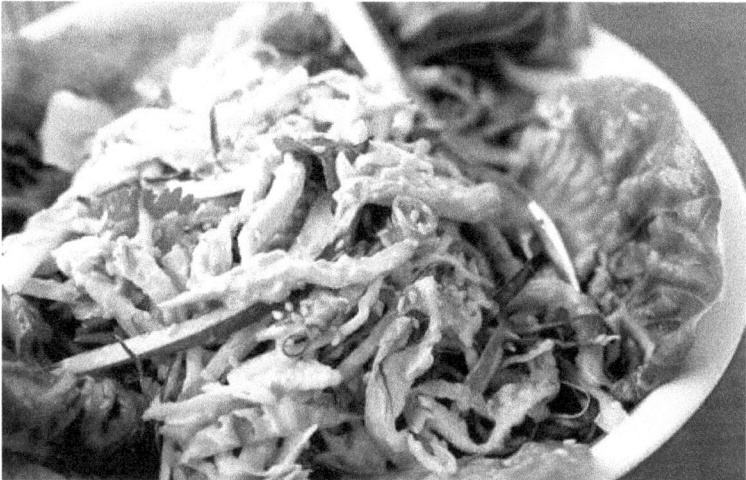

Hráefni

- 1 kjúklingabringa, soðin og rifin
- 1 bolli hvítkál, skorið í strimla
- 1 bolli af majónesi
- 2 matskeiðar sinnep
- 1 matskeið af hvítu ediki
- nóg af salti
- nóg af pipar

UNDIRBÚNINGUR

1. Í skál blandið kjúklingnum saman við hvítkál, majónesi, sinnepi, ediki, kryddið með salti og pipar.
2. Berið fram og njótið.

36. Brenndur kjúklingur með Guajillo

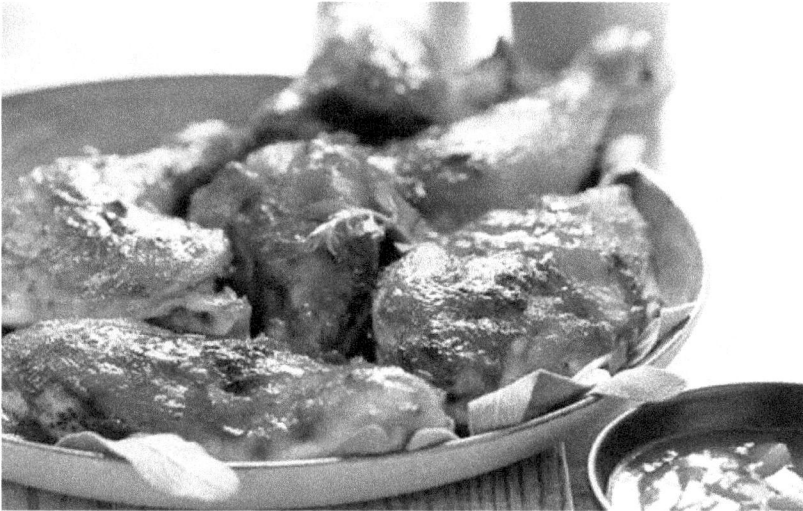

Hráefni

- 2 hvítlauksgeirar
- 7 guajillo chiles, úthreinsað og fræhreinsað
- 1 bolli smjör, við stofuhita
- 1 matskeið laukduft
- 1 matskeið oregano, þurrkað
- 1 matskeið af salti
- 1/2 matskeið af pipar
- 1 kjúklingur, húð á, hreinsaður og fiðrildaskorinn (1,5 kg)

UNDIRBÚNINGUR

1. Forhitið ofninn í 220°C.
2. Steikið hvítlaukinn og guajillo chilesinn á grófu. Fjarlægðu og blandaðu þar til þú færð fínt duft.
3. Blandið smjörinu saman við guajillo chili duftið og hvítlauk, laukduft, oregano, salti og pipar í skál.
4. Penslið kjúklinginn með smjörblöndunni á öllum hliðum, líka á milli skinnsins og kjötsins. Setjið það á bökunarplötu og bakið í 45 mínútur.
5. Takið kjúklinginn úr ofninum, smyrjið aftur með smjöri og lækkið ofnhitann í 180°C.
6. Bakið aftur í 15 mínútur í viðbót eða þar til eldað í gegn. Takið út og berið fram með grænu salati.

37. Poblano spergilkálshrísgrjón

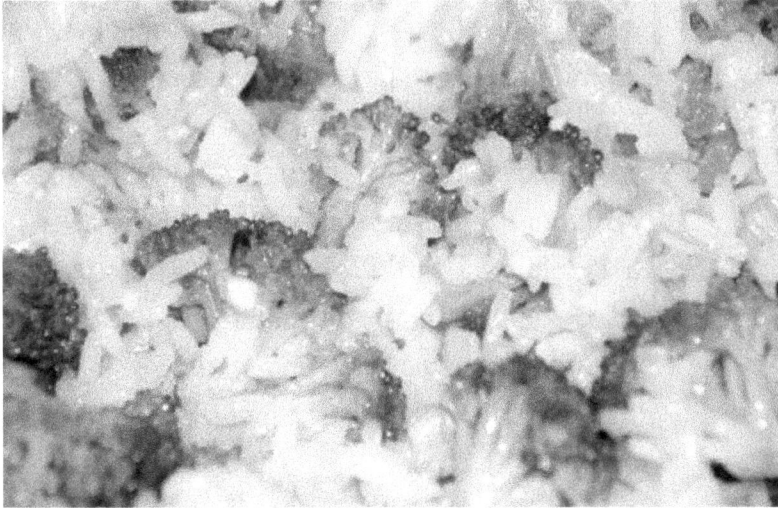

Hráefni

- 1 spergilkál, (1 1/2 bolli) skorið í litla bita
- 1 hvítlauksgeiri
- 2 poblano paprikur, tatemados, sveittar, roðlausar og fræhreinsaðar
- 1/2 bolli af grænmetissoði
- 1 matskeið laukduft
- nóg af salti
- 1 matskeið af olíu
- 1 bolli af poblano rajas
- nóg af fersku kóríander, til að skreyta

UNDIRBÚNINGUR

1. Setjið spergilkálið í örgjörvan og maukið þar til það hefur "hrísgrjón" samkvæmni.
2. Blandið hvítlauknum saman við poblano paprikuna, grænmetiskraftinn, laukduftið og saltið þar til þú færð einsleita blöndu.
3. Hitið olíuna í potti yfir meðalhita og eldið spergilkálið í nokkrar mínútur. Bætið við fyrri blöndunni og sneiðunum, eldið við vægan hita þar til vökvinn er uppurinn. Leiðrétta krydd.
4. Berið hrísgrjónin fram skreytt með kóríander.

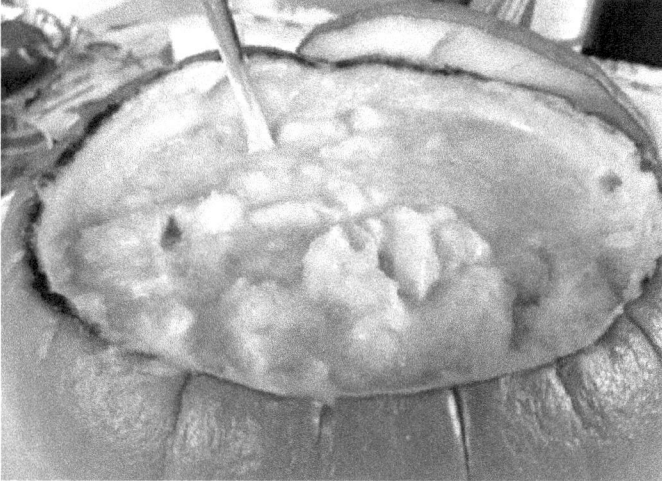

Hráefni

- nóg af vatni
- nóg af salti
- 4 grænir squash, ítalskt
- 2 bollar kjúklingur, soðinn og rifinn
- 1/3 bolli majónesi, chilipipar
- 1 matskeið sinnep, gult
- 1/4 bollar ferskt kóríander, smátt saxað
- 1/2 bolli sellerí, smátt saxað
- 1/2 bolli beikon, steikt og saxað
- 1 matskeið laukduft
- 1/2 matskeið hvítlauksduft
- nóg af salti
- nóg af pipar

- nóg af fersku kóríander, laufum, til að skreyta

UNDIRBÚNINGUR

1. Hitið saltvatn í potti, þegar það sýður, bætið við graskerunum og eldið í 5 mínútur. Tæmdu og kældu.
2. Fyrir salatið, blandið rifnum kjúklingi saman við chillimajónesi (blandið majónesi saman við þurrkað chiliduft og þá ertu búinn), sinnepi, kóríander, sellerí, steikta beikon, laukduft, hvítlauksduft, salt og pipar.
3. Skerið oddina af graskerunum með hníf, skerið í tvennt eftir endilöngu og holið út með skeið.
4. Fylltu squashið með salatinu og skreyttu með fersku kóríander. Það þjónar.

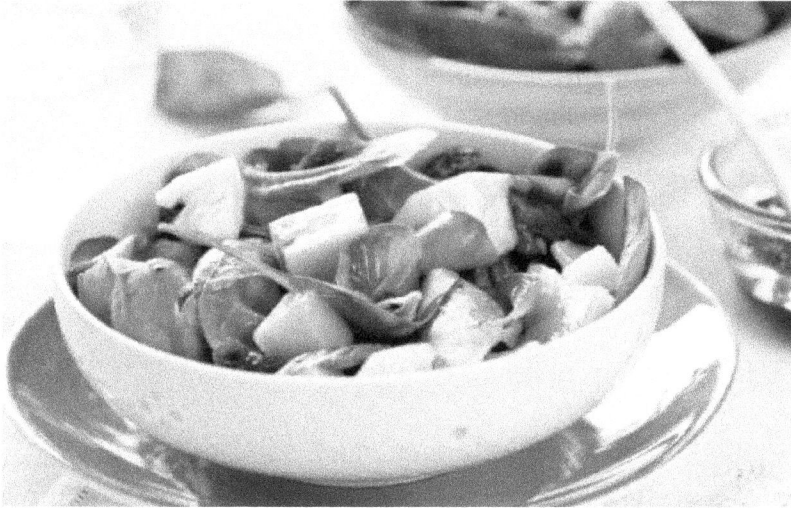

Hráefni

- 400 grömm af flanksteik, skorin í teninga
- nóg af salti
- nóg af pipar
- 1 matskeið af ólífuolíu
- 3 matskeiðar af hvítu ediki, fyrir vínaigrettuna
- 1/2 matskeið af Dijon sinnepi, fyrir vínaigrettuna
- 1/2 matskeið af fersku rósmaríni, fyrir vínaigrettuna
- 1/2 matskeið af þurrkuðu timjani, fyrir vínaigrettuna

- 1/2 matskeið af þurrkuðu oregano, fyrir vínaigrettuna
- 1/2 bolli af ólífuolíu, fyrir vínaigrettuna
- 2 bollar af blönduðu salati, fyrir salatið
- 1 bolli barnaspínat
- 1 bolli þistilhjörtu, helmingaður

UNDIRBÚNINGUR

1. Kryddið flanksteikina með salti og pipar og steikið á pönnu við miðlungshita með ólífuolíu að tilætluðum áferð. Dragðu til baka og pantaðu.
2. Fyrir vínaigrettuna, blandaðu hvíta edikinu saman við sinnep, rósmarín, timjan, oregano, salti og pipar. Án þess að hætta að blanda, bætið ólífuolíunni í formi þráðs þar til hún er fleyti, það er að blandan er alveg samþætt.
3. Blandið salatinu saman við spínatið, þistilhjörtunum, flanksteikinni og vinaigrette í skál. Berið fram og njótið.

40. Hvernig á að búa til kjúklingakjötbollur í Morita chilisósu

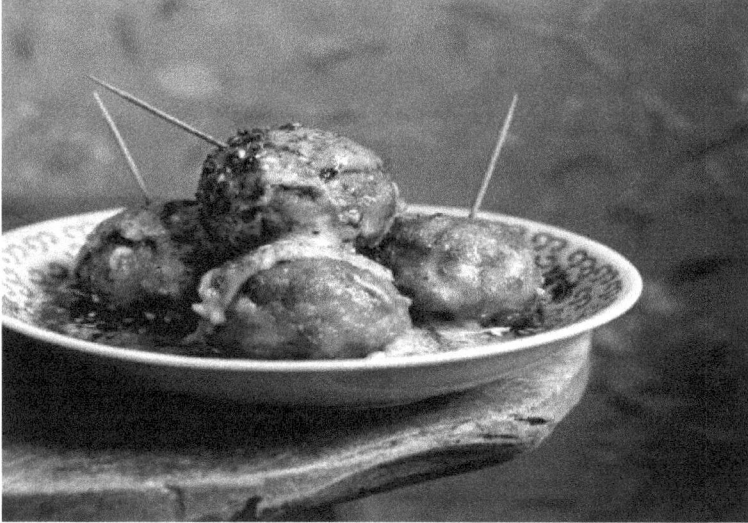

Hráefni

- 500 grömm af möluðu kjúklingakjöti
- 1 matskeið hvítlauksduft
- 1 matskeið laukduft
- 1 msk steinselja, smátt söxuð
- 1 matskeið ferskt kóríander, smátt saxað
- nóg af salti
- nóg af pipar
- ólífuolíu skeiðar
- 2 bollar grænn tómatar, skornir í fjórða
- 2 hvítlauksgeirar

- 2 morita paprikur, úthreinsaðar og fræhreinsaðar
- 1 bolli af kjúklingasoði
- 1 grein af fersku kóríander
- 1/4 matskeið malað kúmen, heilt
- 1 matskeið af ólífuolíu
- nóg af kínverskri steinselju, til að fylgja með

UNDIRBÚNINGUR

1. Blandið kjúklingakjötinu saman við hvítlauksduftið, laukduftið, steinseljunni, kóríandernum, kryddið með salti og pipar.
2. Myndaðu kjötbollurnar með hjálp handanna og geymdu þær.
3. Hitið olíuna yfir meðalhita í potti og steikið tómata, hvítlauk og chili í 5 mínútur. Fyllið með kjúklingasoði, kóríander og kúmen, eldið í 5 mínútur. Kældu aðeins.
4. Blandið fyrri undirbúningi þar til þú færð mjúka sósu.
5. Steikið sósuna aftur með aðeins meiri olíu, eldið í 10 mínútur við meðalhita, bætið kjötbollunum út í og setjið lok á og eldið þar til kjötbollurnar eru soðnar.
6. Berið kjötbollurnar fram og skreytið með steinselju.

41. Skorpa fyllt með kjöti með nopales

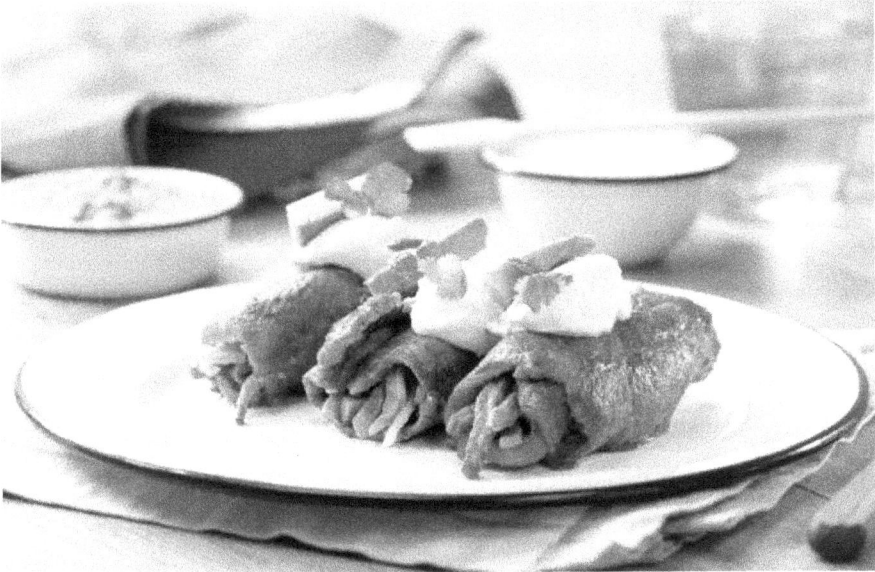

Hráefni

- 1 matskeið af olíu
- 1 bolli af nopal, í teningum
- 500 grömm af nautasteik, söxuð
- 1 bolli Manchego ostur, rifinn
- 1 bolli gouda ostur, rifinn
- 1/2 bolli parmesanostur, rifinn
- nóg af grænni sósu, til að bera fram
- 1/2 avókadó, til að bera fram, skorið í sneiðar
- nóg af fersku kóríander, fersku, til að bera fram

- nóg af sítrónu, til að bera fram

UNDIRBÚNINGUR

1. Hitið pönnu yfir miðlungshita með olíunni, bætið nópalunum út í og eldið þar til þær hafa enga babita, eldið síðan nautasteikina með nópalunum og kryddið með salti og pipar að eigin smekk. Takið af hitanum.

2. Hitið pönnu við háan hita og eldið ostana þar til skorpu myndast, takið af pönnunni og blandið í taco form, látið kólna til að harðna. Endurtaktu þar til þú ert búinn með ostana.

3. Fyllið ostaskorpurnar með kjötinu og berið fram með grænu sósunni, avókadó, kóríander og sítrónu.

42. Grasker Spaghetti Með Avókadó Kremi

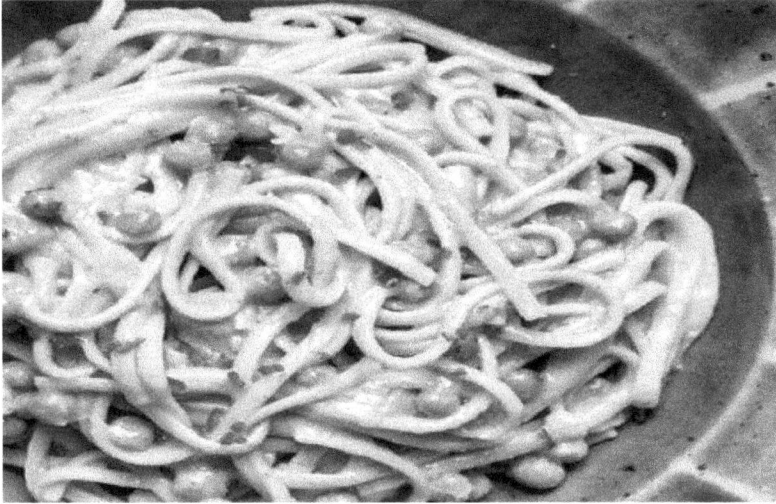

Hráefni

- 2 avókadó
- 1/4 bolli kóríander, soðin
- 1 matskeið af sítrónusafa
- 1 klípa af salti
- 1 klípa af pipar
- 1/2 msk laukduft
- 1 hvítlauksgeiri
- 1 matskeið af ólífuolíu
- 4 bollar af grasker, í núðlum
- 1 matskeið af salti
- 1 matskeið af pipar
- 1/4 bolli af parmesanosti

UNDIRBÚNINGUR

1. Fyrir sósuna skaltu vinna avókadóið með kóríander, sítrónusafa, salti, pipar, laukdufti og hvítlauk þar til þú færð slétt mauk.

2. Hitið pönnu yfir meðalhita með olíunni, eldið graskersnúðlurnar, kryddið með salti og pipar, bætið avókadósósunni út í, blandið saman og sjóðið í 3 mínútur, berið fram með smá parmesanosti og njótið.

43. Blómkálseggjakaka Með Spínati Og Serrano Chile

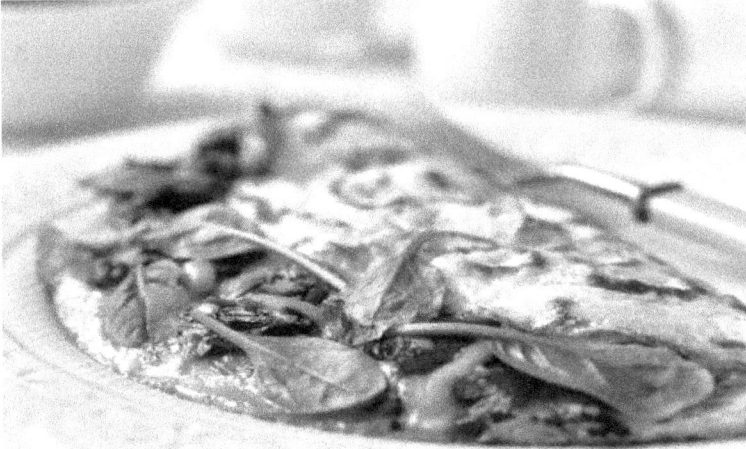

Hráefni

- 1/2 bollar af vatni
- 2 bollar af spínatblaði
- 3 serrano paprikur
- 1 bolli maísmjöl
- 4 bollar af Blómkál Eva® bitum, 454 g
- 1 matskeið hvítlauksduft
- að smakka af salti
- eftir smekk af pipar
- nóg af kjúklingatinga, til að fylgja með

UNDIRBÚNINGUR

1. Hellið Blómkáls Eva bitunum í pott með heitu vatni. Eldið í 4 mínútur, hellið af og kælið undir köldu vatni. Fjarlægðu umfram vatn með hjálp bómullarklút. Geymið til notkunar.

2. Blandið spínatinu, serrano-piparnum saman við smá köldu vatni þar til þú ert með deigu. Geymið til notkunar. Sigtið og geymið deigið.

3. Í skál, setjið Blómkálið Eva bitana, hvítlauksduftið, maísmjölið, spínatkvoða, salt og pipar og blandið þar til það er samofið. Með hjálp handanna skaltu mynda kúlur og vara.

4. Setjið plast í tortillupressu og þrýstið á kúluna til að mynda tortillu.

5. Eldið tortillana á báðum hliðum á meðalhita þar til hún er létt gullinbrún.

6. Fylgdu tortillu þinni með kjúklingartinga.

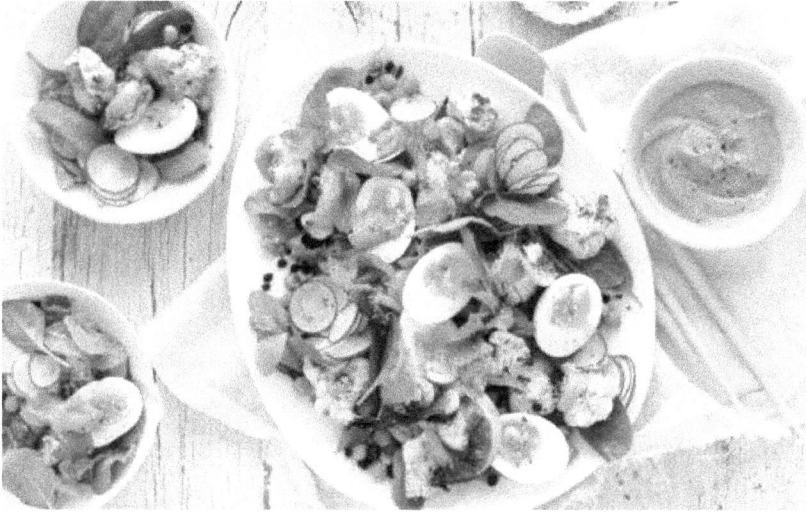

Hráefni

- 1 blómkál
- 1 matskeið af ólífuolíu
- 1/4 bolli af parmesanosti
- 2 matskeiðar hvítlauksduft
- 1 matskeið af salti
- 1 matskeið af pipar
- 4 egg
- 1 avókadó, skorið í báta
- nóg af oregano, ferskt

UNDIRBÚNINGUR

1. Forhitið ofninn í 200°C.
2. Skerið blómkálssneiðar 1 til 2 fingur þykkar, setjið á bökunarplötu. Þvoið með ólífuolíu, parmesanosti, hvítlauksdufti, smá salti og pipar.
3. Bakið í 15 mínútur eða þar til blómkálið er eldað í gegn og gullinbrúnt. Takið úr ofninum og geymið.
4. Hitið pönnu yfir meðalhita og smyrjið með smá matreiðsluúða. Brjóttu egg og eldaðu að tilætluðum tíma. Kryddið eftir smekk.
5. Setjið smá avókadó á hverja blómkálssneið, stjörnubjört egg, skreytið með óreganóinu, berið fram og njótið.

45. Chayote Carpaccio

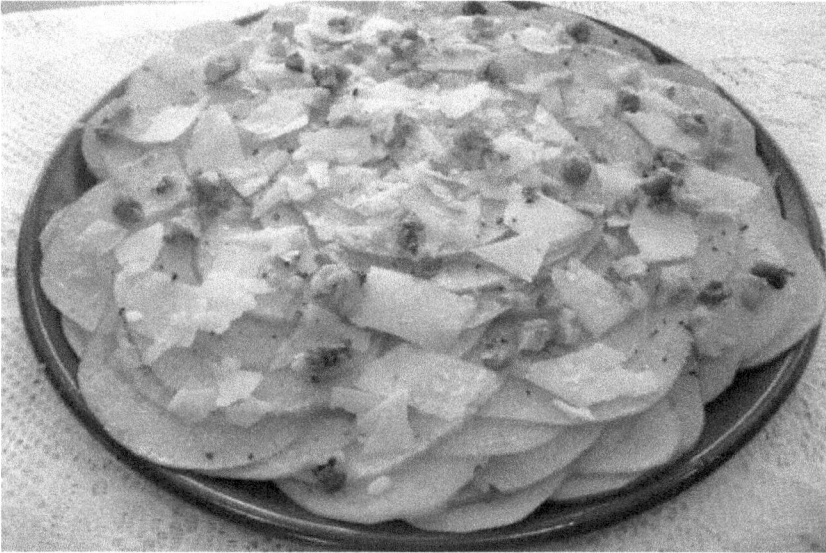

Hráefni

- 4 chayotes
- að smakka af salti
- 1/2 bolli af basil, fyrir dressinguna
- 1/2 bolli af myntu, fyrir dressinguna
- 1/4 bolli af gulum sítrónusafa, fyrir dressinguna
- 1/4 bollar af ólífuolíu, fyrir dressinguna
- 1/2 bolli grasker, sneið
- 1 tsk af chilidufti, til að skreyta
- nóg af alfalfa germi, til að skreyta
- nóg af ætu blómi, til að skreyta

UNDIRBÚNINGUR

1. Afhýðið chayotes á borði, skerið í $\frac{1}{2}$ cm þykkar sneiðar. Fyrirvari

2. Í potti með vatni, eldið chayotes í 5 mínútur, takið af hellunni og látið renna af. Fyrirvari.

3. Bætið basil, myntu, sítrónusafa og ólífuolíu í örgjörva, vinnið í 3 mínútur. Fyrirvari

4. Á disk, setjið chayote sneiðarnar, kryddið með salti, bætið graskersneiðunum, basilíkunni og myntudressingunni út í, kryddið með chiliduftinu, skreytið með meltingarvegi og ætum blómum. Njóttu!

46. Græn blómkál Enchiladas með kjúklingi

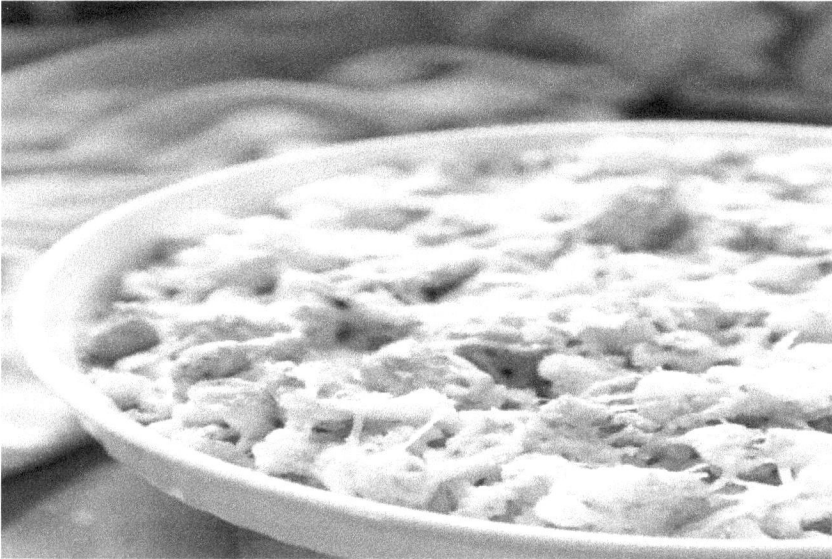

Hráefni

- 4 bollar af blómkáli, rifið, fyrir blómkálstortillurnar
- 1/2 bolli Chihuahua ostur, fitusnauð, rifinn, fyrir blómkálstortillurnar
- 2 egg, fyrir blómkálseggjakökuna
- 5 bollar af vatni, fyrir grænu sósuna
- 10 grænir tómatar, fyrir grænu sósuna
- 4 serrano paprikur, fyrir grænu sósuna
- 1/4 laukur, fyrir grænu sósuna
- 1 hvítlauksrif, fyrir grænu sósuna
- eftir salti, fyrir grænu sósuna

- eftir smekk af pipar, fyrir grænu sósuna
- 1 matskeið af ólífuolíu, fyrir grænu sósuna
- 2 bollar kjúklingabringur, soðnar og rifnar
- nóg af Manchego osti, fitusnauðum, til að gratínera
- nóg af fitusnauðum sýrðum rjóma, til að fylgja með
- að smakka af avókadó, til að fylgja með
- að smakka af lauk, til að fylgja með

UNDIRBÚNINGUR

1. Setjið blómkálið í skál, hyljið með non-stick plasti, eldið í 4 mínútur í örbylgjuofni. Síið til að fjarlægja vatnið og geyma.
2. Blandið blómkálinu saman við ostinn, eggin, kryddið með salti og pipar og blandið þar til það hefur blandast saman.
3. Setjið blómkálsblönduna á bakka klædda vaxpappír og dreifið í stærð og lögun. Bakið í 15 mínútur við 180°C.
4. Fylltu tortillurnar með rifnum kjúklingi og geymið.
5. Í potti með vatni, eldið tómatana, serrano paprikuna, laukinn og hvítlaukinn við meðalhita. Látið kólna, blandið og geymið.
6. Hitið ólífuolíuna í pott við lágan hita, hellið sósunni, kryddið með salti og pipar og látið malla í 10 mínútur eða þar til hún þyknar.

7. Berið enchiladurnar fram á útbreiddan disk, baðið með heitu sósunni, bætið Manchego ostinum út í, örbylgjuofn í 30 mínútur til að gratínera, skreytið með rjóma, avókadó og lauk.

47. Sjó Og Land Keto teini

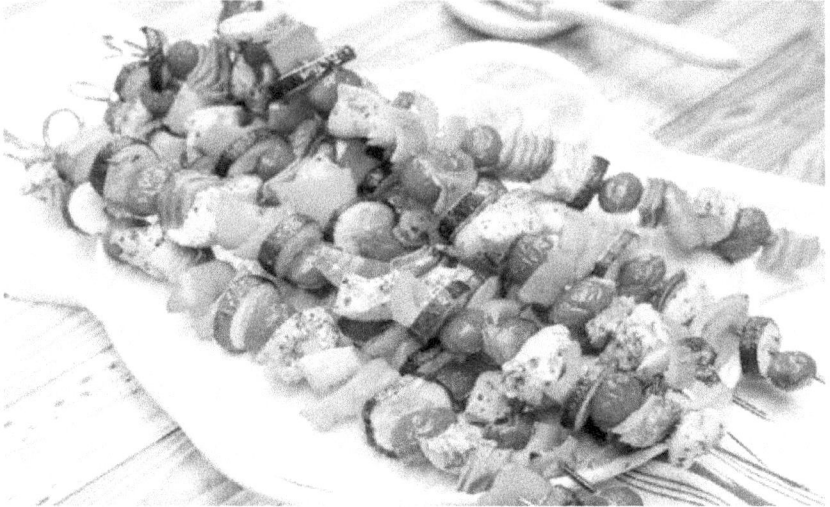

Hráefni

- 1 bolli grasker
- 1 bolli rauð paprika
- 1 bolli rækjur, ferskar, meðalstórar
- 1 bolli af gulri papriku
- 1 bolli af nautakjöti, í meðalstórum teningum, fyrir teini
- 1 bolli af grænum pipar
- nóg af matreiðsluspreyi
- 1 bolli majónesi, létt
- 1/4 bolli kóríander
- 1/4 bolli af steinselju
- 1 matskeið af sítrónusafa

- 1 matskeið hvítlauksduft
- að smakka af salti

UNDIRBÚNINGUR

1. Skerið graskerið í sneiðar á borði. Skerið paprikuna á sama hátt í meðalstóra ferninga og geymið.
2. Setjið leiðsögn, rauða papriku, rækjur, gula papriku, nautasteik, græna papriku á teini og endurtakið þar til það er fyllt.
3. Eldið á grilli með smá eldunarúða við meðalháan hita í 15 mínútur.
4. Fyrir kóríanderdressinguna: Blandið majónesi, kóríander, steinselju, sítrónusafa, hvítlauksdufti og salti saman þar til það er slétt.
5. Berið spjótin fram með kóríanderdressingunni og njótið.

48. Brennt kúrbít með kotasælu

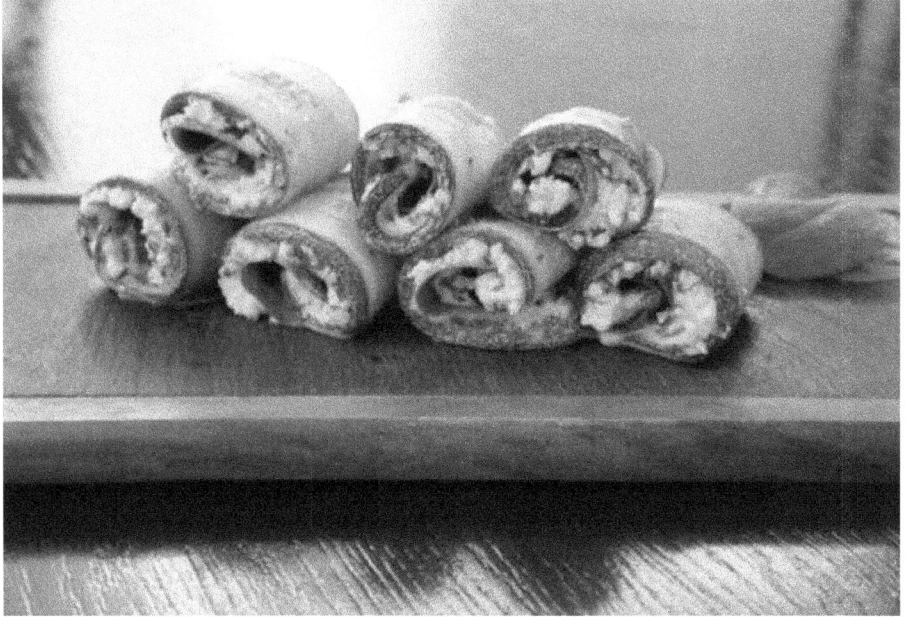

Hráefni

- 3 kúrbít, aflangir
- 2 matskeiðar ólífuolía
- að smakka af salti
- eftir smekk af pipar
- 50 grömm af kotasælu
- 1 matskeið steinselja, söxuð
- 1/2 tsk sítrónusafi, fræhreinsaður
- 2 bollar barnaspínat, laufblöð
- 1/2 bolli basil, laufblöð

UNDIRBÚNINGUR

1. Skerið endana á kúrbítnum á bretti, skerið þá langsum og penslið með ólífuolíu. Kryddið með salti og pipar.
2. Setjið kúrbítsneiðarnar á heitt grill yfir meðalhita, grillið á báðum hliðum í um 5 mínútur. Takið af hitanum og geymið.
3. Blandið kotasælunni, steinseljunni og sítrónusafanum saman í skál þar til það er samofið.
4. Dreifið graskersneiðunum á borð, setjið hálfa skeið af fyrri blöndunni 2 sentímetra frá brún graskersins. Toppið með barnaspínatlaufum eftir smekk og bætið basilíkublaði við. Rúlla upp.
5. Berið fram strax og njótið.

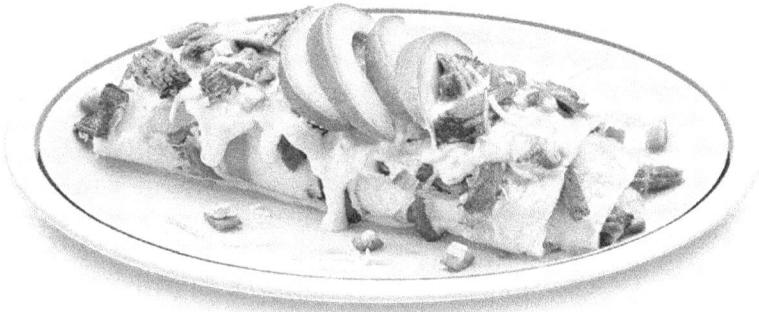

Hráefni

- 1 bolli af poblano pipar, ristaður og skorinn í sneiðar, fyrir sósuna
- 1/4 laukur, fyrir sósuna
- 1 hvítlauksgeiri, fyrir sósuna
- 1/2 bolli af jocoque, fyrir sósuna
- 1 bolli af undanrennu, létt, fyrir sósuna
- eftir smekk af salti, fyrir sósuna
- eftir smekk af pipar, fyrir sósuna
- 1 matskeið af ólífuolíu, fyrir sósuna
- 4 egg
- 2 matskeiðar undanrennu, létt
- 1 tsk laukduft

- nóg af matreiðsluspreyi
- nóg af panela osti, í teningum, til að fylla
- nóg af rauðlauk, sneiðum, til að fylgja með

UNDIRBÚNINGUR

1. Blandið poblano piparsneiðunum saman við laukinn, hvítlaukinn, jocoque, undanrennu, kryddið með salti og pipar.
2. Hitið pott yfir meðalhita, hitið olíuna og hellið sósunni yfir, eldið í 10 mínútur, eða þar til hún er orðin þykk.
3. Fyrir eggjakökuna, þeytið eggin í skál með mjólkinni, laukduftinu, kryddið með salti og pipar. Fyrirvari.
4. Í teflon pönnu, bætið smá ólífuolíu í úða og hellið fyrri undirbúningi, eldið 5 mínútur við lágan hita á hvorri hlið. Takið af hitanum og geymið.
5. Fyllið eggjakökuna af panelaosti, berið fram á útbreiddan disk, baðið ykkur með poblano sósunni, skreytið með rauðlauk og njótið.

50. Eggjakaka Með Aspas

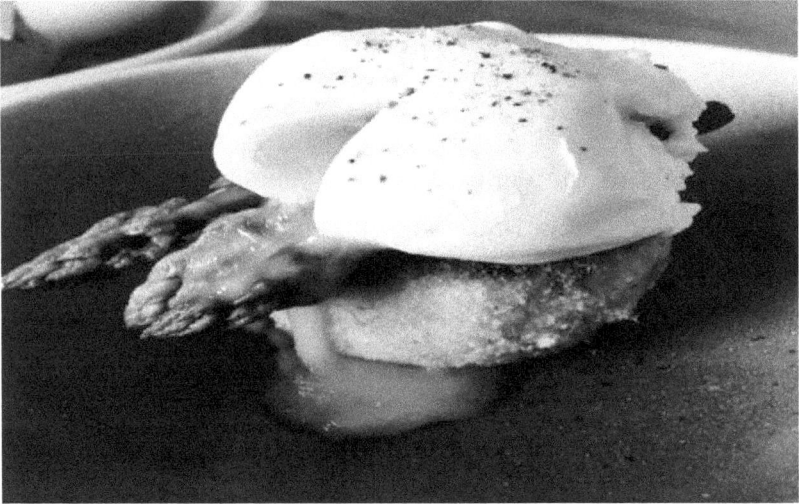

Hráefni

- nóg af matreiðsluspreyi
- 12 eggjahvítur
- 1/2 bolli laukur
- 1/2 bolli af papriku
- 1/2 bolli af aspas
- að smakka af salti
- eftir smekk af pipar
- 1/4 tsk hvítlauksduft

UNDIRBÚNINGUR

1. Hitið ofninn í 175°C.
2. Sprayðu bollakökupönnu með smá matreiðsluúða.
3. Bætið eggjahvítum, lauk, papriku, aspas, salti, pipar og hvítlauksdufti í hrærivél og þeytið í 5 mínútur.
4. Hellið blöndunni í bollakökuformin, allt að $\frac{3}{4}$ prósent full, og bakið í 20 mínútur eða þar til hún er tilbúin. Unmold.
5. Berið fram og njótið.

51. FRUMSTÆÐ TORTILLA

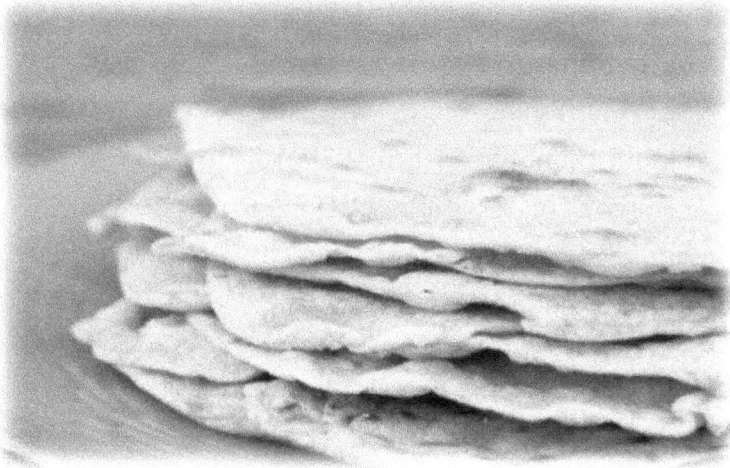

Hráefni

- 1 matskeið (15 ml) smjör með salti
- 30 g saxaðir sveppir
- 30 g saxaður laukur
- 30 g saxuð rauð paprika
- 4 meðalstór egg
- 30 ml mjólkurrjómi
- 1/4 tsk (1 ml) salt
- 1/8 tsk (0,5 ml) nýmalaður pipar 14 g rifinn cheddarostur (valfrjálst)

UNDIRBÚNINGUR

1. Þetta er hinn frumstæðu morgunverður og frábær leið til að yfirgefa smám saman hinn dæmigerða kolvetnamorgunverð. Ef þú ert vanur að byrja daginn á morgunkorni, ristuðu brauði og djús, þá mun taka dýrindis tortilla þig metta tímunum saman og gera fyrstu skrefin þín í fornleifa- og ketógenískum mataræði að sönnu ánægju.

2. Bræðið helminginn af smjörinu við meðalhita á pönnu. Bætið grænmetinu út í og steikið það í fimm til sjö mínútur. Takið grænmetið af pönnunni.

3. Bræðið restina af smjörinu á sömu pönnu. Þeytið eggin í lítilli skál með rjóma, salti og pipar. Hallaðu pönnunni þannig að smjörið hylji allan botninn. Hellið eggjablöndunni og endurtakið hreyfinguna.

4. Eldið án þess að hræra. Þegar eggið hefur sest á brúnirnar skaltu nota sílikonspaða til að fjarlægja það af hliðunum á pönnunni. Hallaðu pönnunni þannig að eggjablandan sem situr í miðjunni nái að brúnum.

5. Þegar eggjahræran er steikt er grænmetið sett á annan helming tortillunnar. Stráið helmingnum af ostinum yfir (ef hann er notaður) og brjótið tortilluna varlega saman

þannig að hún hylji þær. Setjið tortillana á disk og stráið restinni af ostinum yfir. Berið fram strax.

52. EGGJASALAT Í MORGUNMAT

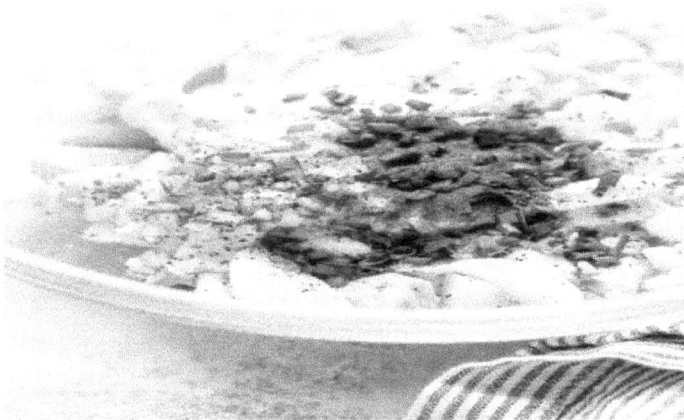

Hráefni

- $\frac{1}{2}$ meðalstórt avókadó
- 1/3 bolli (75 ml) af Primal Kitchen majónesi eða öðru majónesi sem hentar fyrir paleolithic mataræði (sjá athugasemd)
- 6 stór harðsoðin egg
- 4 sneiðar af beikoni (án viðbætts sykurs), soðnar þar til þær verða stökkar
- 2 matskeiðar (30 ml) mjög saxaður laukur
- teskeið (2 ml) tahini (sjá athugasemd) Nýmalaður pipar

UNDIRBÚNINGUR

1. Þetta bragðgóða eggjasalat er frábært borið fram eitt sér eða á spínatbeði. Þú getur líka ristað léttsneið af Keto brauði og útbúið samloku með salatinu.

2. Myljið avókadóið í meðalstórri skál með gaffli. Bætið majónesi út í og hrærið þar til það myndar einsleitan massa.

3. Saxið harðsoðnu eggin. Bætið þeim út í majónesblönduna og hrærið öllu saman með gaffli, myljið eggið (það á að vera svolítið þykkt).

4. Saxið beikonið. Bætið bitunum, graslauknum og tahini út í eggjablönduna. Hrærið. Reyndu að bæta við pipar.

53. KÓKOSMJÖL CREPES MEÐ MACADAMIA HNETUM

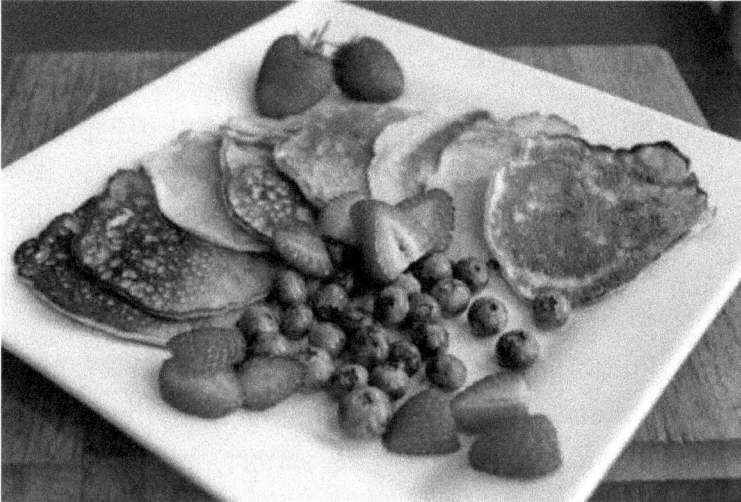

Hráefni

- 3 stór egg
- bolli (60 g) smjör án brædds sykurs
- bolli (60 g) þykkur rjómi
- bolli (60 g) ný kókosmjólk
- teskeið (2 ml) vanilluþykkni $\frac{1}{4}$ bolli (30 g) kókosmjöl </
- $\frac{1}{4}$ teskeið (1 ml) af kosher salti
- teskeið (2 ml) malaður kanill
- Sætuefni sem hentar fyrir ketógen mataræði, eftir smekk (valfrjálst; sjá athugasemd)

- bolli (30 g) saxaðar eða malaðar macadamíahnetur Kókosolía til að smyrja grillið

UNDIRBÚNINGUR

1. Kókosmjöl crepes eru frábær staðgengill fyrir þá sem eru gerðar með hvítu eða heilhveiti. Macadamia hnetur bæta við hollri fitu og áhugaverðri áferð; ef þú skilur þær eftir í stærri bitum færðu stökkar crepes. Þú getur skipt út þykka rjómanum fyrir meiri kókosmjólk ef þú vilt ekki nota mjólkurvörur. Berið fram heitt með smjöri, möndlusmjöri, kókossmjöri eða kókosmjólkurrjóma.
2. Í meðalstórri skál, þeytið eggin saman við smjörið, rjómann, kókosmjólkina og vanilluna.
3. Blandið saman hveiti, salti, geri, kanil og sætuefni í lítilli skál með gaffli. Losaðu kekki og blandaðu þurrefnum inn í.
4. Hellið macadamia hnetunum og hrærið. Deigið verður þykkt. Bætið vatni smátt og smátt út í þar til það fær æskilega þéttleika.
5. Hitið flatbotna grill eða pönnu yfir meðalhita. Þegar það er tilbúið skaltu smyrja létt með kókosolíu. Setjið deigið á grillið í stórar matskeiðar. Nauðsynlegt er að nota skeið eða spaða til að dreifa deiginu varlega

til að mynda þynnri crepe, því áferðin verður
ekki sú sem hefðbundið deig hefur.

6. Eldið hægt, nokkrar mínútur á hvorri hlið,
   þar til loftbólur myndast. Snúið við. Berið
   fram heitt.

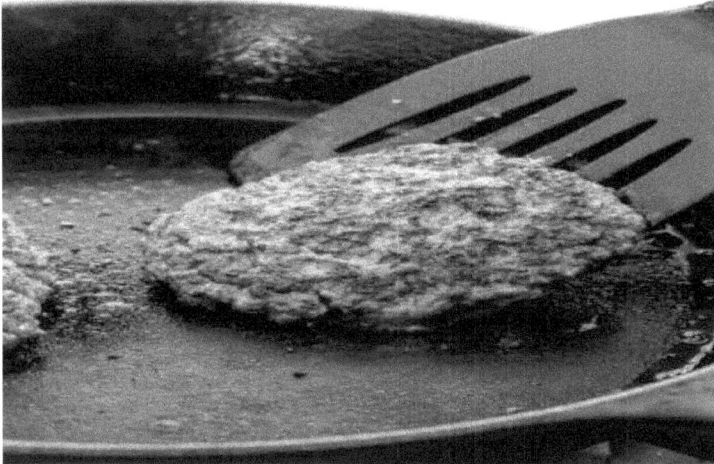

Hráefni

- 900 g nautahakk
- 2 sneið hvítlauksrif
- 1 tsk (5 ml) þurrkað oregano
- 1 teskeið (5 ml) af kosher salti
- teskeið (2 ml) svartur pipar 3 bollar (85 g) ferskt barnaspínat
- 1 ½ bolli (170 g) rifinn ostur (cheddar eða álíka) 4 stór egg

UNDIRBÚNINGUR

1. Ég sný mér að þessum rétti hvenær sem er dags, en sérstaklega í morgunmat. Ekki hika við að bæta við nokkrum bitum af steiktu beikoni til að njóta ostborgara og beikons.

2. Forhitið ofninn í 200°C.

3. Brúnið hakkið á pönnu sem hentar í ofninn (td steypujárni). Eftir um fimm mínútur, þegar það er aðeins tilbúið, setjið það til hliðar og bætið hvítlauknum út í. Steikið það í eina mínútu eða svo og blandið því saman við kjötið. Bætið oregano, salti og pipar út í og hrærið vel.

4. Bætið handfyllunum í handfylli spínats út í þegar þeir mýkjast. Um leið og allt spínat hefur verið blandað saman skaltu taka pönnuna úr ofninum. Bæta við

5. bolli (120 g) af osti og hrærið.

6. Dreifið kjötinu jafnt á pönnuna. Næst skaltu búa til fjögur göt efst á kjötinu og skura varlega egg í hvert. Stráið restinni af ostinum yfir.

7. Bakið tíu mínútur. Hvíturnar verða að vera hrærðar og eggjarauðan enn fljótandi Látið standa í ofninum í nokkrar mínútur í viðbót til að fá stinnari eggjarauður. Berið fram hvern skammt á disk.

55. NÆPA HASH BROWNS

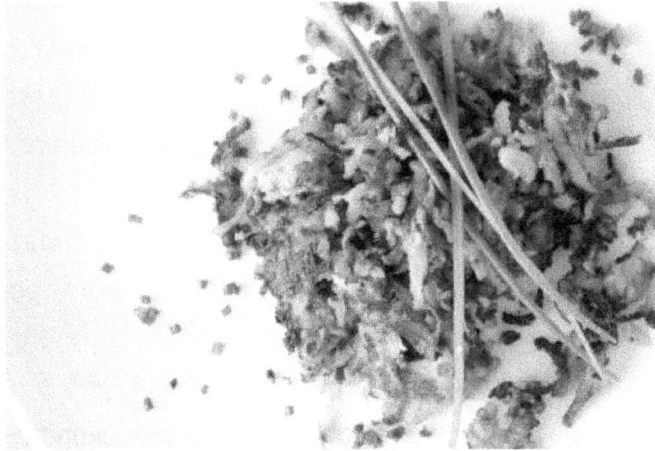

Hráefni

- 2 meðalstórar rófur (230 g) þvegnar og afhýddar
- 1 stórt egg
- 1 matskeið (15 ml) kókosmjöl (valfrjálst)
- 1 tsk (5 ml) af kosher salti og aðeins meira, eftir smekk ½ tsk (2 ml) af svörtum pipar
- 2 matskeiðar (30 ml) af beikon- eða smjörfitu, eða meira ef þarf
- Sýrður rjómi (valfrjálst)
- Saxaður graslaukur (valfrjálst)

UNDIRBÚNINGUR

1. Þegar þú hefur prófað þessar kjötkássa, mun útgáfan með kartöflum virðast bragðlaus í samanburði. Berið fram með frittata til að njóta fullkomins ketogenic brunch.

2. Skerið rófur í julienne með raspi eða eldhúsvélmenni.

3. Þeytið eggið í stórri skál og bætið rófum út í. Blandið saman við að hræra í hveiti, salti og pipar.

4. Hitið stóra flatbotna pönnu yfir meðalháum hita. Þegar það er heitt skaltu bæta beikonfitunni við; Þegar það hefur bráðnað skaltu lækka hitann aðeins.

5. Hrærið rófur aðeins meira og bætið þeim í $\frac{1}{2}$ bolla skömmtum (120 ml) um það bil í heitri fitu. Kreistu þær aðeins með spaða til að fletja þær út. Eldið í þrjár til fimm mínútur þar til brúnirnar eru gullinbrúnar. Snúðu síðan við og eldaðu á hinni hliðinni.

6. Berið fram á disk og saltið aðeins meira. Ef vill, hyljið með hluta af sýrðum rjóma og skreytið með graslauk.

56. SKÁL AF GRÍSKRI JÓGÚRT MEÐ MÖNDLUSTÖKKUM

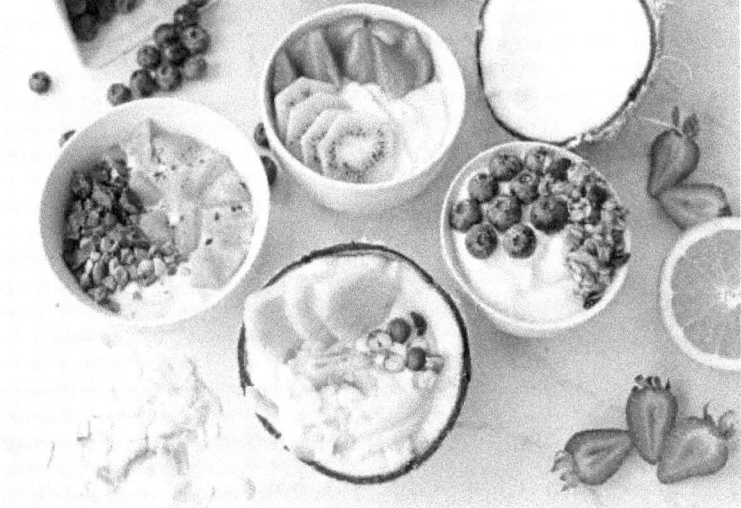

Hráefni

- bolli (15 g) ósykraðar kókosflögur 2 matskeiðar (15 g) flökaðar möndlur
- 1 bolli (250 ml) heil grísk jógúrt
- 1/3 bolli (80 ml) af nýrri kókosmjólk
- Keto mataræði sætuefni, eftir smekk (valfrjálst)
- 2 matskeiðar (30 ml) hrátt möndlusmjör (enginn viðbættur sykur)
- 2 matskeiðar (15 g) kakóbaunir
- Smá malaður kanill

UNDIRBÚNINGUR

1. Kakóbaunirnar eru einfaldlega ristaðar baunir kakóplöntunnar sem súkkulaðið er búið til með. En ekki búast við að þau bragðist eins og uppáhalds súkkulaðið þitt. Þetta eru hreint kakó, það er óunnið súkkulaði, án sykurs eða annarra innihaldsefna. Kakóbaunir hafa marga heilsufarslegan ávinning; Til dæmis eru þau frábær uppspretta magnesíums, járns og andoxunarefna. Þeir gefa 5 grömm af kolvetnum í hverjum skammti, en 0 af sykri, svo það er undir þér komið að ákveða hvort þú hafir þau með í þessari uppskrift og, í því tilviki, hversu mikið þú gerir.

2. Ristaðu kókosflögurnar á lítilli pönnu við miðlungs lágan hita og án fitu, þar til þær eru ljósbrúnar. Endurtaktu aðgerðina með sneiðum möndlunum.

3. Blandið saman með því að hræra jógúrt, kókosmjólk og sætuefni, ef það er notað. Skiptið blöndunni á milli tveggja skála. Bætið matskeið (15 ml) af möndlusmjöri út í hvern og hrærið til að blanda saman (ekkert gerist ef allt er blandað saman).

Stráið smá ristinni kókos, möluðum möndlum, kakóbaunum og kanil yfir.

57. HAKKAÐ, GRÆNKÁL OG GEITAOSTI FRITTATA

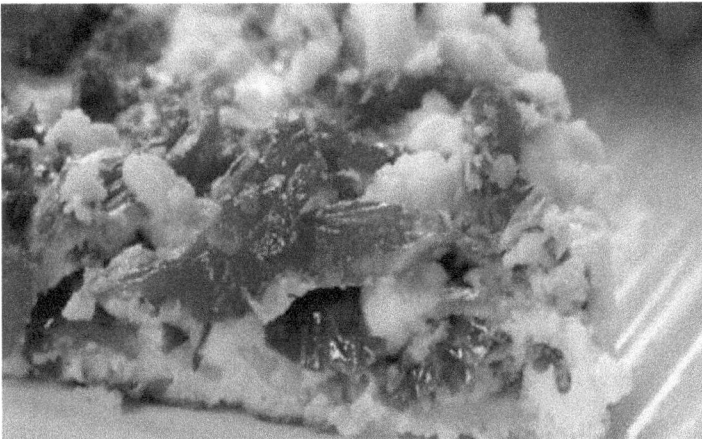

Hráefni

- búnt af grænkáli (4 eða 5 blöð), af hvaða tegund sem er 1 matskeið (15 ml) af avókadóolíu
- 450 g svínahakk
- 1 teskeið (5 ml) þurrkuð salvía
- 1 tsk (5 ml) þurrkað timjan

- $\frac{1}{4}$ tsk (1 ml) malaður múskat $\frac{1}{4}$ tsk (1 ml) söxuð rauð paprika 1 lítill laukur eða $\frac{1}{2}$ stór skorinn í teninga
- 2 sneið hvítlauksrif
- 8 stór egg
- bolli (120 ml) þykkur rjómi
- 1 bolli (90 g) rifinn geitaostur, eða meira, eftir smekk

UNDIRBÚNINGUR

1. Sérhver áhugamaður um ketó mataræði ætti að vita hvernig á að búa til frittata. Þú getur notað blöndu af kjöti, osti, grænmeti, kryddjurtum og kryddi sem þú vilt.
2. Með beittum hníf, fjarlægðu þykka stilka af grænkálsblöðunum. Skerið stilkana í teninga og saxið blöðin. Áskilið.
3. Hitið olíuna yfir meðalhita á stórri grillpönnu (til dæmis steypujárni). Þegar það er heitt, bætið svínakjötinu út í. Eldið í fimm mínútur, hrærið af og til.
4. Blandið saman salvíu, timjani, múskati og rauðum pipar í lítilli skál. Bætið öllu saman við kjötið á pönnunni og hrærið vel. Haltu áfram að elda í fimm mínútur í viðbót, þar til svínakjötið er vel tilbúið.
5. Færið kjötið yfir í skál með skál. Ef það er mikil fita á pönnunni skaltu fjarlægja hluta

og skilja eftir eina eða tvær matskeiðar (15 til 30 ml).

6. Bætið lauknum og grænkálsstönglunum á pönnuna. Steikið í um fimm mínútur þar til laukurinn mýkist. Bætið hvítlauknum út í og hrærið í eina mínútu. Ef nauðsyn krefur, gljáðu pönnuna með smá vatni og fjarlægðu ristuðu agnirnar.

7. Bætið grænkálslaufunum handfylli saman við og hrærið til að mýkjast þar til öll blöðin eru komin á pönnuna og aðeins tilbúin. Bætið kjötinu á pönnuna og blandið vel saman.

8. Þeytið eggin með rjómanum í meðalstórri skál. Hellið blöndunni yfir kjötið og grænmetið á pönnunni og myndar einsleitt lag. Eldið án þess að hræra í um það bil fimm mínútur þar til eggið byrjar að stífna.

9. Settu ofngrindina á meðalhæð (um 15 eða 20 cm frá toppnum) og kveiktu á grillinu. Hyljið eggin með geitaosti. Setjið pönnuna inn í ofn og gratínið þar til eggið stífnar og geitaosturinn er létt ristaður. Fylgstu oft með svo það brenni ekki.

10. Takið pönnuna úr ofninum og látið standa í nokkrar mínútur. Skerið í þríhyrninga og berið fram.

58. KETOAVENA FLÖGUR Í BRAD-STÍL

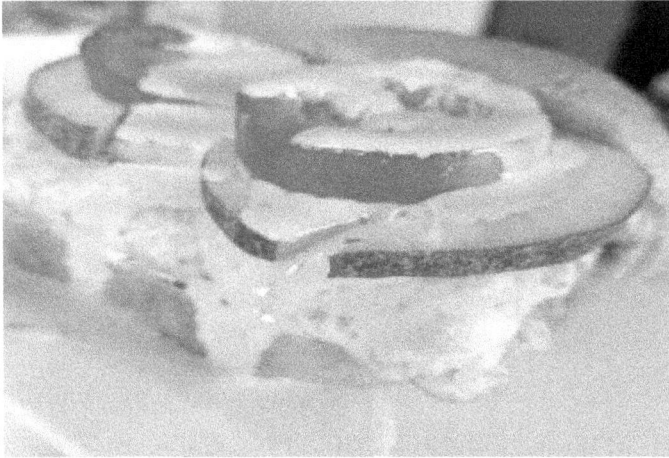

Hráefni

- bolli (120 ml) kókosmjólk 3 eggjarauður
- ¼ bolli (60 ml) kókosflögur
- teskeið (2 ml) malaður kanill
- 1 tsk (5 ml) vanilluþykkni
- bolli (60 g) af mjög möluðum hnetum (hnetur, möndlur, pekanhnetur, macadamia hnetur eða blanda)
- 2 matskeiðar (30 ml) möndlusmjör
- 1/8 teskeið (0,5 ml) salt (án þess ef það inniheldur möndlusmjör og salt)
- 1 matskeið (15 ml) kakóbaunir (valfrjálst)

Umfjöllun

- ¼ bolli (60 ml) kókosmjólk
- 2 tsk (10 ml) kakóbaunir (valfrjálst)

UNDIRBÚNINGUR

1. Þetta er svar Brad við andmælendum Keto mataræðisins sem halda því fram að þeir geti ekki lifað án morgunkornsins síns. Brad er að semja við Ritz-Carlton hótelið um að bæta þessum rétti við holla morgunverðarhlaðborðið sitt ... Bara að grínast! Geymið eggjahvíturnar til að undirbúa makkarónurnar.

2. Blandið mjólkinni og kókosflögum, eggjarauðum, kanil, vanillu, hnetum, möndlusmjöri, salti og kakóbaunum (ef þær eru notaðar) saman í meðalstóran pott. Hitið yfir miðlungs lágan hita, hrærið stanslaust, í þrjár eða fjórar mínútur.

3. Berið fram í tveimur litlum skálum. Hellið í hverja tvær matskeiðar (30 ml) af kókosmjólk og teskeið af kakóbaunum. Borðaðu strax.

59. EGGAMUFFINS Í SKINKUMÓTUM

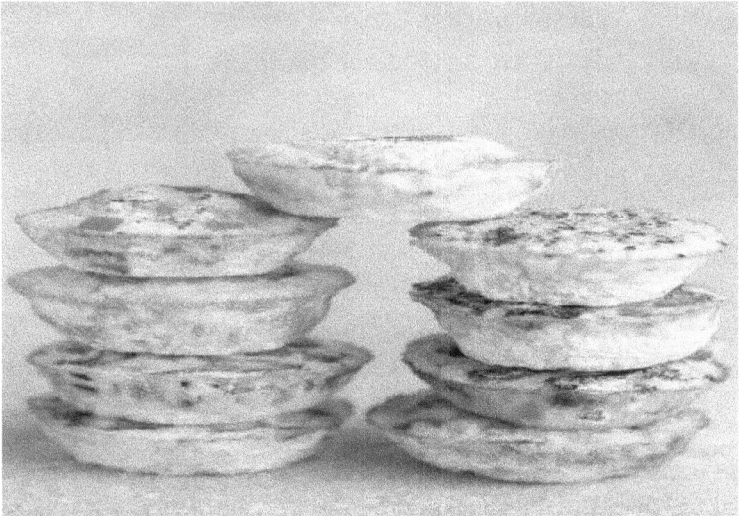

Hráefni

- 1 matskeið (15 ml) bráðin kókosolía
- 6 sneiðar af soðinni skinku (betra í þunnar sneiðar)
- 6 stór egg
- Salt og pipar eftir smekk
- 3 matskeiðar (45 ml) rifinn cheddar ostur (valfrjálst)

UNDIRBÚNINGUR

1. Þessar muffins eru fullkominn fljótlegur morgunmatur. Undirbúðu þau kvöldið áður til að setja einn í örbylgjuofn eða ofn daginn eftir. Vertu viss um að kaupa góða skinku en ekki ódýra pylsu.
2. Forhitið ofninn í 200°C. Málaðu sex holrúm á bollakökudisk með bráðinni kókosolíu.
3. Setjið skinkusneið og egg í hvert holrúm. Salpimentar og stráið ½ matskeið (7,5 ml) af osti ofan á hvert egg.
4. Bakið í þrettán til átján mínútur í samræmi við æskilega eldunargráðu fyrir eggjarauður.
5. Takið plötuna úr ofninum og látið kólna í nokkrar mínútur áður en þið takið varlega af «muffins». Geymið í gleri eða plastíláti svo þau þorni ekki.

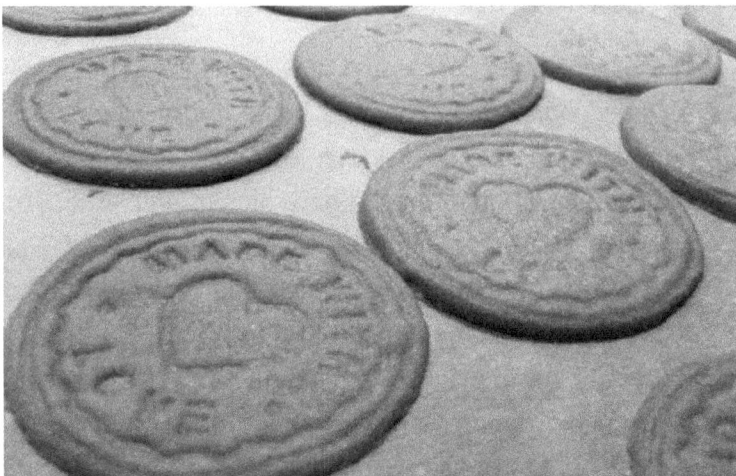

Hráefni

- .250 g smjör.
- 350 g hveiti, sigtað.
- 200 g púðursykur
- ,5g matarsódi.
- 1 egg.
- 1 matskeið af salti

UNDIRBÚNINGUR

9. Undirbúningur speculoos krefst 12 klukkustunda bið.

10. Blandið 40 g af hveiti, matarsóda og salti saman í fyrsta ílát.

11. Bræðið smjörið.

12. Setjið það í annað ílát, bætið púðursykrinum, egginu út í og blandið kröftuglega saman. Bætið svo afganginum af hveitinu út í á meðan hrært er. Blandið öllu saman og látið standa í 12 tíma í kæli.

13. Eftir 12 tíma bið, smjör bökunarplötur.

14. Fletjið deigið út með lágmarksþykkt (hámark 3 mm) og skerið það með form að eigin vali.

15. Bakið allt í 20 mínútur og fylgist með eldamennskunni.

16. Best er að láta spekúlurnar kólna áður en þær eru borðaðar!

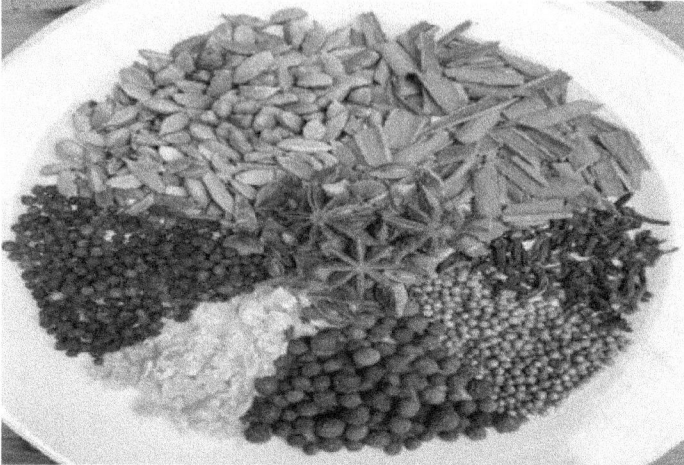

Hráefni

- 2 tsk (10 ml) malaður kanill
- 2 teskeiðar (10 ml) malaðar kardimommur
- 1 tsk (5 ml) malað engifer
- 1 tsk (5 ml) malaður negull
- 1 tsk (5 ml) malað pipar

UNDIRBÚNINGUR

1. Þessa einföldu köku er hægt að útbúa fyrirfram og tekur aðeins nokkrar mínútur að setja saman. Settu það í ísskápinn og það verður tilbúið á morgnana. Ef þú útbýr það í litlum krukkum með skrúftappa geturðu farið með þær hvert sem þú vilt. Meira en þú þarft fyrir þessa uppskrift kemur upp úr kryddblöndunni; Geymið það sem þú færð í tómri kryddkrukku.

2. Blandið kókosmjólk saman við chiafræ, kryddblöndu, vanillu og stevíu í skál (hægt er að nota hand- eða glerhrærivél ef einsleitari áferð er æskileg).

3. Dreifið blöndunni jafnt í tvær krukkur eða litlar skálar.

4. Kælið í að minnsta kosti fjórar klukkustundir (ef hægt er, yfir nótt), þannig að það þykkni.

5. Bætið áleggginu út í, ef það er notað, og berið fram.

6 2. HRÆRÐ EGG MEÐ TÚRMERIK

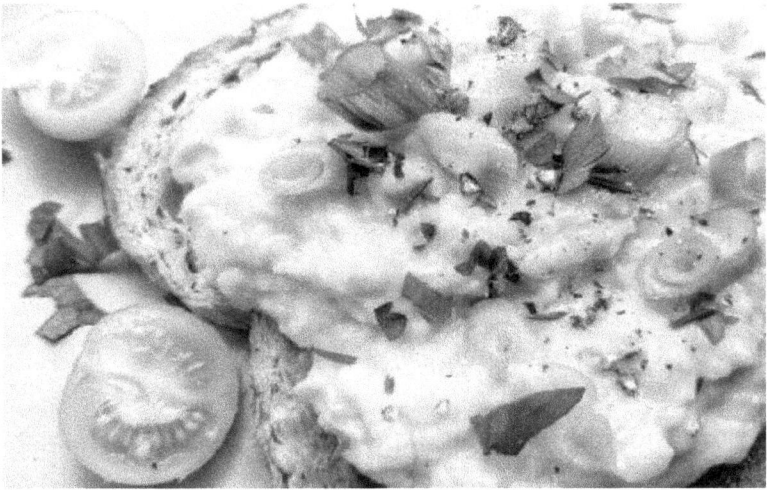

Hráefni

- 3 stór egg
- 2 matskeiðar (30 ml) þykkur rjómi (valfrjálst)
- 1 tsk (5 ml) malað túrmerik
- Salt eftir smekk
- Nýmalaður svartur pipar eftir smekk
- 1 matskeið (15 g) af smjöri

UNDIRBÚNINGUR

1. Þetta einfalda afbrigði af eggjahræru ævinnar er ljúffeng leið til að byrja daginn og hefur bólgueyðandi áhrif. Túrmerik er mikils metið í heilsufarslegum aðstæðum vegna þess að það inniheldur efnasambandið sem kallast "curcumin", sem hefur verið sýnt fram á í ýmsum rannsóknum að sé gagnlegt við fjölmörgum kvillum, allt frá liðagigt til krabbameinsvarna. Ekki gera án svarts pipar, því hann inniheldur piperin, sem bætir frásog curcumins í líkamanum.

2. Þeytið eggin létt saman við rjómann í lítilli skál. Bætið við túrmerik, salti og pipar.

3. Bræðið smjörið við meðalhita á pönnu. Þegar það byrjar að kúla, helltu því varlega yfir eggjablönduna. Hrærið oft þegar eggin byrja að stífna og eldið í tvær eða þrjár mínútur.

4. Takið af hitanum, smakkið til, bætið við meira salti og pipar ef þarf og berið fram.

6 3. KÓKOSMJÓLK

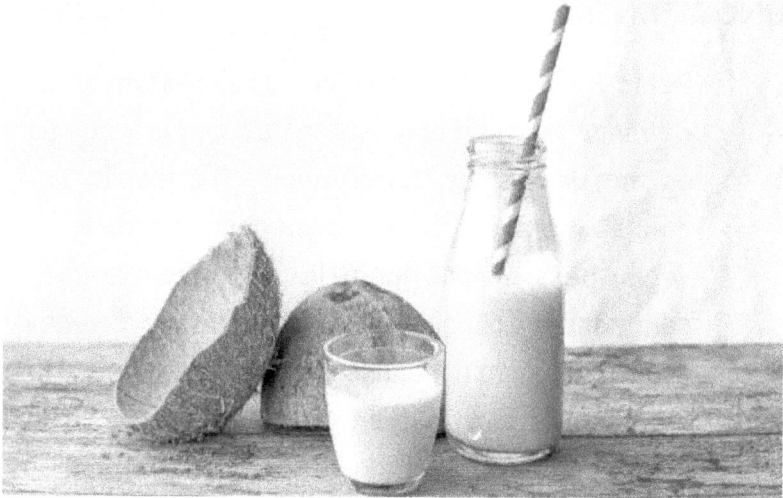

Hráefni

- Kókosmjólk og ¼ bolli af ferskum bláberjum
- 1 bolli (100 g) hráar möndlur
- 1 bolli (100 g) hráar kasjúhnetur
- 1 bolli (100 g) hrá graskersfræ
- 1 bolli (100 g) hrá sólblómafræ
- bolli (60 ml) milduð kókosolía 1 matskeið (15 ml) hrátt hunang
- 1 tsk (5 ml) vanilluþykkni
- 1 tsk (5 ml) Himalaya bleikt salt 1 bolli (60 g) ósykraðar kókosflögur 1 bolli (60 g) kakóbaunir

Valfrjálst hráefni

- bolli (180 ml) nýkókosmjólk eða ósykrað möndlumjólk ¼ bolli (40 g) fersk bláber

UNDIRBÚNINGUR

1. Katie French, höfundur Paleo Cooking Bootcamp, hefur búið til fljótlegan og einfaldan rétt sem getur skilað kornvörum í líf þitt. Berið fram með nýrri kókosmjólk eða möndlumjólk, ferskum berjum og grískri jógúrt, eða setjið granólið í snakkpoka og takið með.
2. Hitið ofninn í 180°C. Leggið bökunarpappír yfir plötuna eða járnpottinn.
3. Ef þess er óskað, saxið hneturnar og fræin með eldhúsvélmenni, handvirkum hakkavél eða beittum hníf.
4. Blandið kókosolíu, hunangi og vanillu saman í stóra skál. Bætið hnetum og fræjum, sjávarsalti, kókosflögum og kakóbaunum út í og hrærið vel.
5. Færðu granólablönduna í bökunarformið. Bakið í tuttugu mínútur, snúið einu sinni, þar til það er létt ristað.
6. Leyfið blöndunni að kólna í hálftíma og setjið í loftþétt ílát. Geymið það í ísskáp í allt að þrjár vikur.
7. Bætið við valfrjálsu hráefninu.

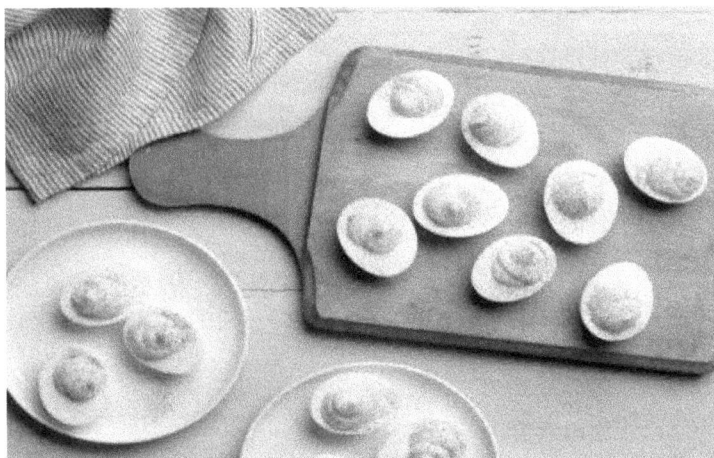

Hráefni

- 1 matskeið (15 ml) kókosolía
- ¼ mjög saxaður laukur
- 250 g nautahakk alið með grasi
- 1 hvítlauksrif
- 1 tsk (5 ml) malað kúmen
- 1 teskeið (5 ml) af kosher salti
- ½ tsk (2 ml) svartur pipar
- teskeið (1 ml) cayenne (valfrjálst) 6 stór egg
- ½ bolli (45 g) af rifnum úrvalsostum

UNDIRBÚNINGUR

1. Eggjasnarl fóðraði áratug af ferðalögum um heiminn Tyler og Connor Curley, gamlir vinir Brads.

2. Hitið ofninn í 200°C. Hyljið 15 cm ferningaform með bökunarpappír (eða smyrjið vel með matskeið [15 ml] af bráðinni kókosolíu).

3. Hitið olíuna á stórri pönnu og steikið laukinn í nokkrar mínútur þar til hann byrjar að brúnast.

4. Bætið hakkaðri kjöti út í, hrærið vel og eldið í um tíu mínútur, þar til þú missir næstum allan bleika blæinn.

5. Þrýstið hakkinu og lauknum að brúnum pönnunnar. Setjið hvítlaukinn í miðjuna og eldið hann þar til hann losar ilm sinn. Blandið öllu mjög vel saman.

6. Bætið við kúmeni, salti, pipar og cayenne (ef það er notað). Hrærið vel og haltu áfram að elda í fimm mínútur í viðbót, þar til kjötið er alveg eldað. Takið af eldinum.

7. Þeytið eggin í stórri skál. Bætið bolla af kjötblöndunni út í eggin og hrærið stanslaust svo þau klári ekki að malla. Bætið restinni af kjötinu út í og hrærið vel.

8. Hellið eggja- og kjötblöndunni í eldfast mót. Stráið ostinum yfir og eldið í tuttugu mínútur. Stingdu smjörhníf í miðjuna; Takið úr ofninum þegar það kemur hreint út. Látið kólna í nokkrar mínútur og skerið í hæfilega ferninga.

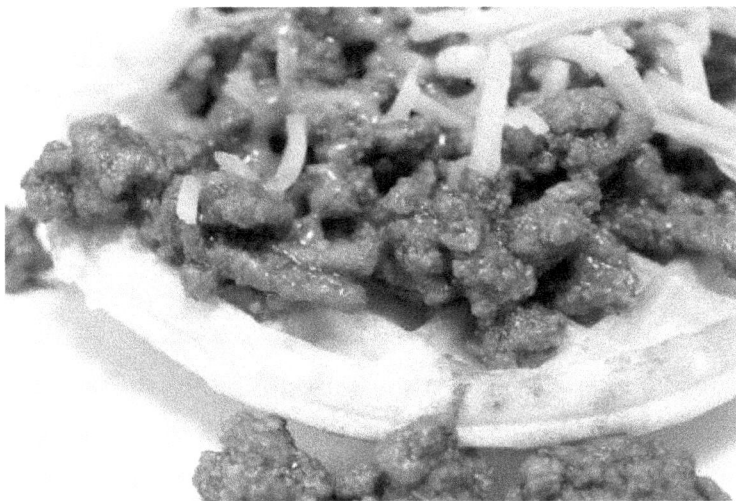

Hráefni

Kjötsósa

- 450 g svínahakk (eða nautakjöt eða kalkún)
- 1 teskeið (5 ml) þurrkuð salvía
- teskeið (2 ml) þurrkað timjan
- teskeið (2 ml) malaður hvítlaukur
- $\frac{1}{4}$ teskeið (1 ml) af kosher salti
- $\frac{1}{4}$ teskeið (1 ml) af svörtum pipar 300 ml af nýmjólk (sjá athugasemd)

Vöfflur

- 2 stór egg

- 1 matskeið (15 ml) af bráðinni kókosolíu ½ bolli (120 ml) af nýmjólk
- bolli (80 g) möndlumjöl eða þurrkað ávaxtasafi (sjá athugasemd) ¼ teskeið (1 ml) salt
- ½ tsk (2 ml) ger
- 1½ teskeið (7 ml) örvarrótarduft

UNDIRBÚNINGUR

1. Þessi uppskrift er góð leið til að nýta kvoða sem verður eftir eftir að þurrkuð ávaxtamjólk er búin til. Ég vil frekar gefa mér tíma til að útbúa mína eigin kjötsósu frá grunni, en hægt er að nota keyptar pylsur að því gefnu að þær innihaldi engan viðbættan sykur eða önnur óviðunandi hráefni.

2. Hitið stóra pönnu yfir meðalhita og bætið hakkaðri kjöti út í. Myljið með gaffli á meðan eldað er.

3. Eftir um það bil fimm mínútur, þegar svínakjötið er næstum því tilbúið, bætið við kryddinu og hrærið vel. Steikið tvær eða þrjár mínútur í viðbót, þar til þær eru gullinbrúnar. Bætið kókosmjólk út í og bíðið eftir að hún sjóði upp. Þegar það gerist skaltu lækka hitann.

4. Í meðalstórri skál, þeytið eggin með kókosolíu og kókosmjólk. Bætið kvoða, salti,

geri og örvarótarduftinu út í. Blandið vel saman. Vöffludeigið verður þykkara en hið hefðbundna; ef nauðsyn krefur, bætið svolitlu vatni úr matskeið yfir í matskeið þar til það fær viðeigandi áferð.

5. Hellið smá deigi í vöffluvél við meðalhita (einnig má nota létt smurða pönnu eða grilla og búa til crepes). Takið vöffluna út þegar hún er tilbúin og endurtakið með restinni af deiginu.

6. Berið vöfflurnar fram með sósu.

6 6. FITURÍKT KAFFI

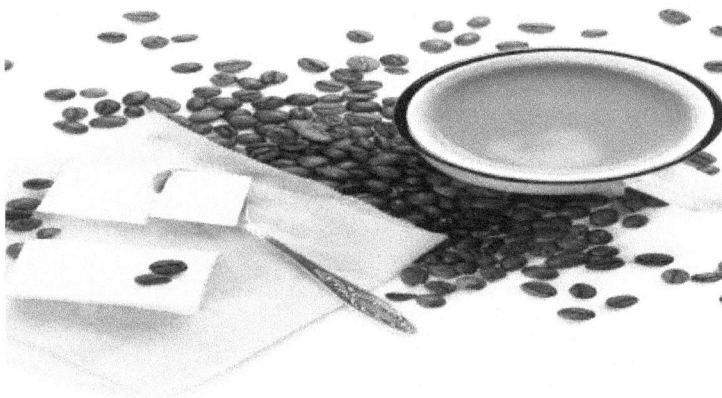

Hráefni

- 1 bolli (250 ml) af góðu kaffi
- 1-2 matskeiðar (15 til 30 ml) ósaltað smjör
- 1-2 matskeiðar (15 til 30 ml) af MCT olíu (eða kókosolíu, þó MCT sé æskilegt)

Valfrjálst hráefni

- $\frac{1}{2}$ tsk (2 ml) vanilluþykkni
- teskeið (1 ml) ósykrað svart kakóduft 1 matskeið (15 ml) kollagen vatnsrofsduft
- Smá af möluðum kanil

UNDIRBÚNINGUR

1. Ef þú varst að fá þér kaffi með sykri á hverjum morgni muntu ekki missa af því þegar þú byrjar að njóta þessa kaffis, fullt af dýrindis fitu sem hvetur til ketónframleiðslu. Margir fylgjendur ketógen mataræðisins drekka fituríkt kaffi í stað morgunmatar og þola fram að hádegismat eða kvöldmat. Byrjaðu með matskeið af smjöri og annarri MCT olíu og aukið skammtinn á þínum hraða.

2. Þeytið kaffi, smjör og olíu með glasi eða handþeytara þar til froðu myndast. Að drekka.

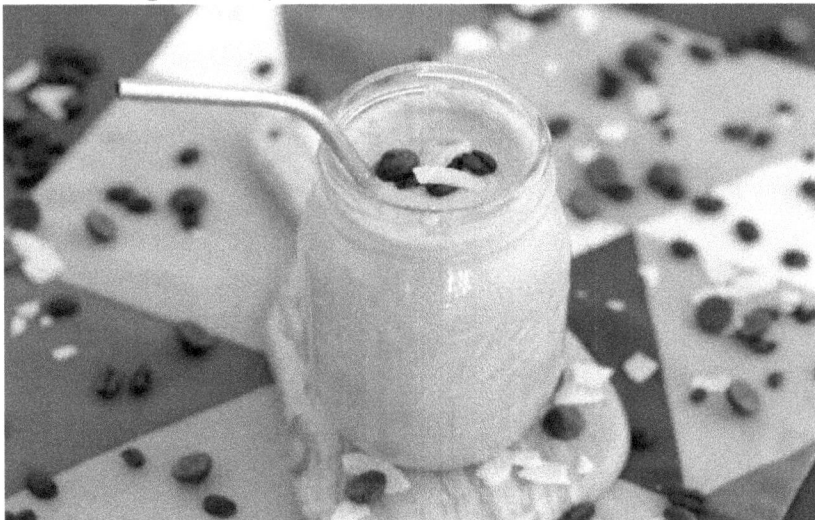

Hráefni

- bolli (120 ml) af sterku kaffi eða 1 skammtur af espressó 1 matskeið (15 ml) ósaltað smjör
- 1 matskeið (15 ml) MCT olía (eða kókosolía, þó best sé að nota MCT)
- ¼ bolli (60 ml) heil, hituð eða uppgufuð kókosmjólk
- 1 ausa (20 g) af Chocolate Coconut Primal Fuel duftmjölsuppbót
- ¼ teskeið (1 ml) ósykrað kakóduft Heitt vatn
- Smá af möluðum kanil
- Þeyttur rjómi eða kókosmjólkurrjómi (má sleppa)

UNDIRBÚNINGUR

1. Prófaðu þetta eftir morgunæfingu eða þegar þig langar í mjög dýra sykursprengju frá hornmötuneytinu.

2. Blandið saman kaffi, smjöri, olíu, kókosmjólk, próteindufti og kakódufti með gler- eða armhrærivél þar til það freyðir. Ef drykkurinn er of þykkur skaltu bæta við smá heitu vatni frá matskeið til matskeið þar til þú færð viðeigandi þéttleika.

3. Hellið í heitan bolla og stráið klípu af kanil yfir. Ef þess er óskað, bætið við smá þeyttum rjóma.

6 8. GRÆNN SMOOTHIE

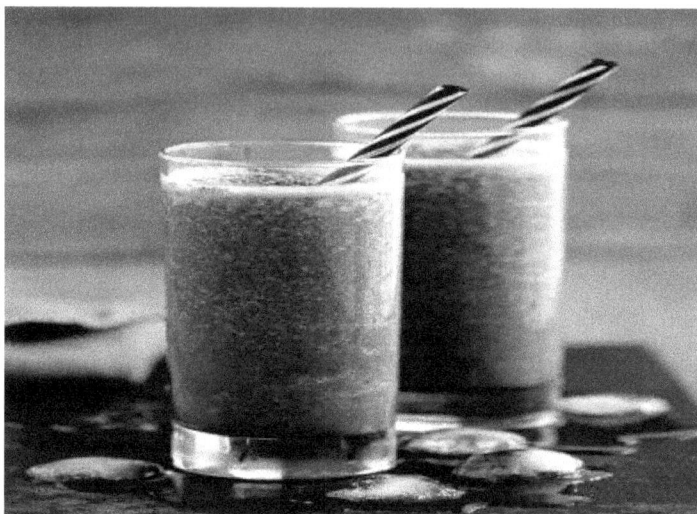

Hráefni

- 1 dós (400 ml) nýkókosmjólk
- 1 tsk (5 ml) vanilluþykkni
- Stórt fullt af grænmeti, eins og grænkáli eða spínati (um 2 bollar)
- 1 matskeið (15 ml) MCT olía eða kókosolía
- 2/3 bolli (150 g) af muldum ís
- 2 skeiðar (42 g) af Primal Fuel (Vanilla Coconut) duftmjölsuppbótinni

UNDIRBÚNINGUR

1. Súkkulaði kókos; eða venjulegt mysupróteinduft.
2. Þegar þú hefur aðeins eina mínútu er þessi valkostur frábær og einfaldur.
3. Ekki missa af tækifærinu til að taka ríkan skammt af grænmeti.
4. Þeytið kókosmjólk, vanillu, grænmeti, olíu og ís saman í glerblöndunartæki.
5. Bætið próteinduftinu út í og blandið saman við lágan kraft þar til það hefur blandast inn. Að þjóna.

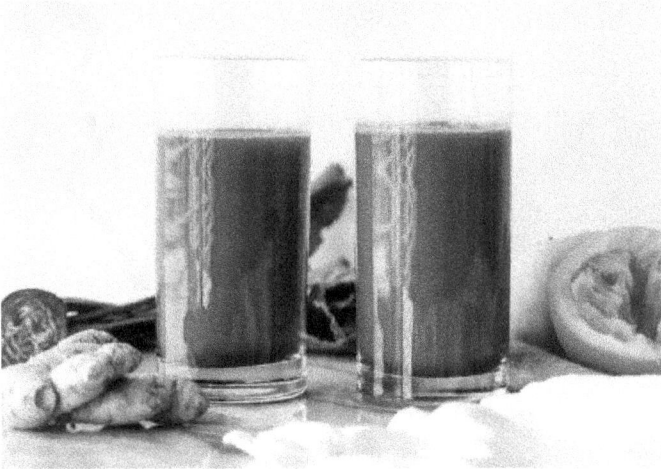

Hráefni

- meðalstór rófa (ristuð rófa er auðveldara að berja; ef hún er hrá þarf fyrst að skera hana í teninga)
- $\frac{1}{4}$ bolli (110 g) bláber, fersk eða frosin
- 1 bolli (250 ml) möndlumjólk eða önnur ósykrað þurrkuð jurtamjólk
- Stórt fullt af grænmeti, eins og grænkál eða spínat (um 2 bollar) 10 macadamia hnetur
- 3 cm stykki af fersku engifer afhýtt og skorið í teninga 2 matskeiðar (30 ml) MCT olía eða kókosolía 5-10 dropar af fljótandi stevíu, eða eftir smekk (valfrjálst)
- 2/3 bolli (150 g) mulinn ís

UNDIRBÚNINGUR

1. Þessi smoothie er stútfullur af andoxunarefnum, vítamínum og steinefnum, sem gerir hann að frábærum drykk til að jafna sig á þeim dögum þegar þú hefur æft mjög ákaft. Að auki veita macadamia hnetur og MCT olía gott magn af hollri fitu.

2. Þeytið rauðrófur, trönuber, möndlumjólk, grænmeti, macadamia hnetur, engifer, olíu og steviu í glerblöndunartæki. Önnur lota gæti verið nauðsynleg ef hráar rófur eru notaðar eða ef macadamíahnetur eru alls ekki þeyttar.

3. Bætið ísnum út í og þeytið allt þar til blandan er orðin einsleit.

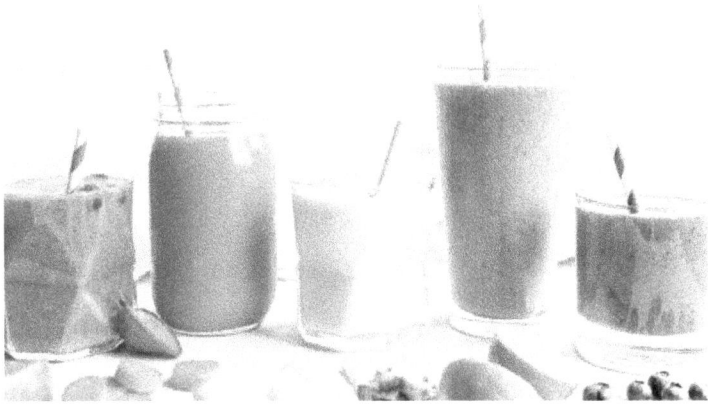

Hráefni

- 3 bollar (50 g) grænkálslauf
- bolli (120 ml) nýkókosmjólk
- meðalstórt avókadó (u.þ.b. ¼ bolli; 60 g) ¼ bolli (30 g) hráar möndlur
- 3 Brasilíuhnetur
- bolli (30 g) af ferskum kryddjurtum (sjá athugasemd)
- 2 skeiðar af Chocolate Coconut Primal Fuel duftuppbótinni eða venjulegu mysupróteindufti
- 1 matskeið (15 ml) kakóduft (ef mögulegt er, dökkt súkkulaði)
- 1 tsk (5 ml) malaður kanill
- 1 tsk (5 ml) Himalayan bleikt salt
- 2 eða 3 dropar af piparmyntuþykkni (valfrjálst)

- 1 eða 2 bollar af ísmolum

UNDIRBÚNINGUR

1. Þessi smoothie er innblásinn af einum af uppáhalds morgunverði Ben Greenfield, fræga þríprautarmanninum og þjálfaranum. Ég kalla þetta "smoothie of whatever" því þú getur sett allt sem þú átt í ísskápnum! Ekki hika við að laga þessa uppskrift til að innihalda þær hnetur og kryddjurtir sem þú átt. Þetta er alvöru máltíð full af kaloríum og næringarefnum, svo ef þú vilt geturðu skipt henni í tvo skammta.

2. Settu körfu til að gufa í litla pott með 2 eða 3 cm af vatni í botninum. Látið suðuna koma upp í vatnið og látið grænkálið gufa í fimm mínútur.

3. Setjið grænkálið í blandara. Bætið við kókosmjólk, avókadó, hnetum og kryddjurtum. Sláðu af fullum krafti í þrjátíu sekúndur.

4. Bætið við próteindufti, kakódufti, kanil, salti, piparmyntuþykkni og ís og þeytið þar til þú færð einsleita áferð.

5. Bætið við vatni ef þörf krefur til að fá æskilega þéttleika.

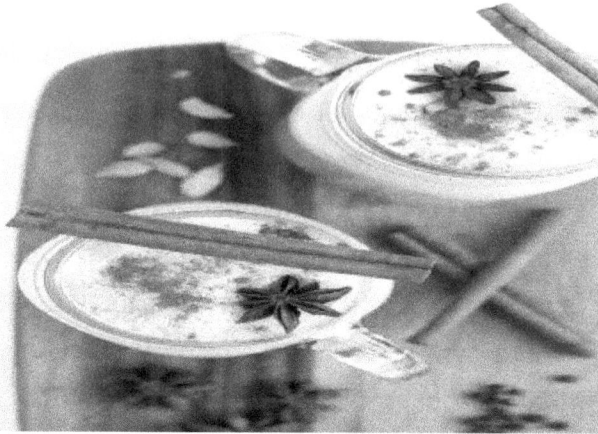

Hráefni

- 1½ bollar (375 ml) þurrkuð ávaxtamjólk
- 1 tsk (5 ml) malað túrmerik
- 1 teskeið (5 ml) af chai kryddblöndu
- teskeið (2 ml) svartur pipar
- teskeið (2 ml) vanilluþykkni
- 1 matskeið (15 ml) kókosolía eða MCT olía
- 1 matskeið (15 ml) kollagenduft (valfrjálst)
- 5-10 dropar af fljótandi stevíu, eða eftir smekk

UNDIRBÚNINGUR

1. Þar sem það inniheldur túrmerik og engifer, tvö bólgueyðandi krydd, telja margir að gullmjólk eða gullmjólk hafi lækningaeiginleika. Þessi útgáfa hefur bætt við klassískum chai kryddi. Heitur bolli mun hjálpa þér að slaka á á kvöldin.

2. Hitið mjólk af hnetum, túrmerik, chai kryddi og pipar í potti án þess að sjóða. Eldið rólega í nokkrar mínútur.

3. Settu inn vanillu, kókosolíu, kollagenduft (ef það er notað) og stevíu.

4. Blandið vel saman með handblöndunartæki þar til froðu myndast. Smakkið til og stillið sætleikann með stevíu (án þess að ofgera því).

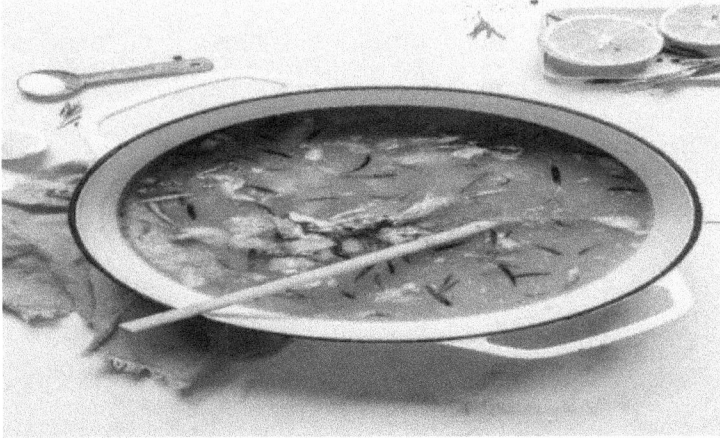

Hráefni

- 4 bollar (300 til 400 g) af kjúklingabeinum eða skrokkum af 1,4 kg kjúklingi
- 2 eða 3 bollar (150 til 300 g) af grænmetisleifum (sjá ráðið); eða 1 stór laukur í teninga, með hýði og rót ef hann er lífrænt ræktaður, 2 sellerístangir og 2 sneiðar gulrætur, þar á meðal 2 pressuð hvítlauksrif
- 1 matskeið (15 ml) ferskt engifer í sneiðar
- 10 svört piparkorn
- 1 lárviðarlauf
- Ferskar kryddjurtir, eins og timjan eða rósmarín (valfrjálst)

UNDIRBÚNINGUR

1. Aðferð 1: Setjið beinin, grænmetisleifarnar, hvítlauk, engifer, pipar og lárviðarlauf í stóran pott með nægu vatni til að hylja allt hráefnið. Látið suðuna koma upp og lækkið hitann til að malla þegar suðu kemur upp. Eldið í nokkrar klukkustundir, því lengur því betra, fylgist með vatnsborðinu og bætið við meiri vökva ef það lækkar of lágt.

2. Aðferð 2: Setjið hráefnin í hægan eldavél með nægu vatni til að hylja þau vel. Lokaðu og stilltu hitanum í lágmarki. Látið það elda í að minnsta kosti átta klukkustundir, þó útkoman verði betri ef hún eldist lengur. Þú getur eldað soðið í tuttugu og fjórar klukkustundir eða lengur.

3. Aðferð 3: Setjið allt hráefnið í Instant Pot eða svipaðan hraðsuðupott og fyllið hann með vatni (án þess að fara yfir hámarksmerkingarlínuna). Lokaðu lokinu og eldaðu í tvær klukkustundir. Látið þrýstinginn hækka náttúrulega áður en potturinn er opnaður.

4. Þegar soðið er tilbúið, sigtið með fínum sigti og kælið fljótt. Auðveldasta leiðin til að gera þetta er að setja tappann á vaskinn og fylla

hann af ísvatni hálfa leið upp. Setjið málmskál eða hreinan málmpott í ísvatnið og hellið soðinu í gegnum sigið.

5. Þegar seyðið er kalt skaltu setja það yfir í hrein ílát (td glerkrukkur með skrúflokum) og setja það í ísskápinn, eða frysta það ef þú ætlar ekki að nota það eftir nokkra daga.

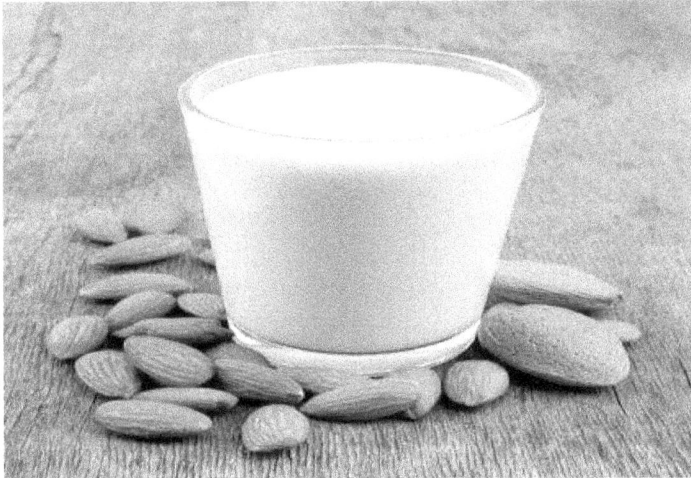

Hráefni

- 1 bolli (100 g) af hráum hnetum (möndlur, heslihnetur, kasjúhnetur, pekanhnetur eða macadamíahnetur)
- 4 bollar (1 l) af síuðu vatni auk viðbótarmagns til að liggja í bleyti
- 1 tsk (5 ml) vanilluþykkni (valfrjálst)
- ¼ teskeið (1 ml) af salti (valfrjálst)
- teskeið (2 ml) malaður kanill (valfrjálst) Keto diet sætuefni, eftir smekk (valfrjálst)

UNDIRBÚNINGUR

1. Þessi mjólk er ljúffeng og getur verið frábær kostur fyrir áhugafólk um ketógen mataræði sem vill forðast að borða margar mjólkurvörur. Hins vegar innihalda hnetumjólk til sölu oft óviðunandi innihaldsefni og sætuefni. Sem betur fer er það mjög auðvelt að gera það og þú getur notað hneturnar sem þú hefur við höndina.

2. Setjið hneturnar í glerskál eða krukku og hyljið þær alveg með síuðu vatni. Látið þær standa við stofuhita í að minnsta kosti fjórar klukkustundir, þó það sé betra að hafa þær átta klukkustundir eða yfir nótt (allt að tuttugu og fjórar klukkustundir).

3. Tæmdu og þvoðu hneturnar. Settu þau í blandaraglasið og þeyttu þau á hámarksstyrk með fjórum bollum af síuðu vatni til að mynda einsleitt deig.

4. Sigtið í gegnum þunnan klút eða hreinan viskustykki. Kreistu deigið til að fjarlægja eins mikla mjólk og mögulegt er (sjá Ábending).

5. Ef þú ákveður að bæta einhverju valfrjálsu hráefninu við skaltu skola glasið, hella mjólkinni og valfrjálsu hráefnunum og þeyta þar til þú færð einsleita áferð.

6. Flyttu þurrkuðu mjólkina í loftþétt ílát og geymdu í ísskápnum. Það mun standa í fimm daga.

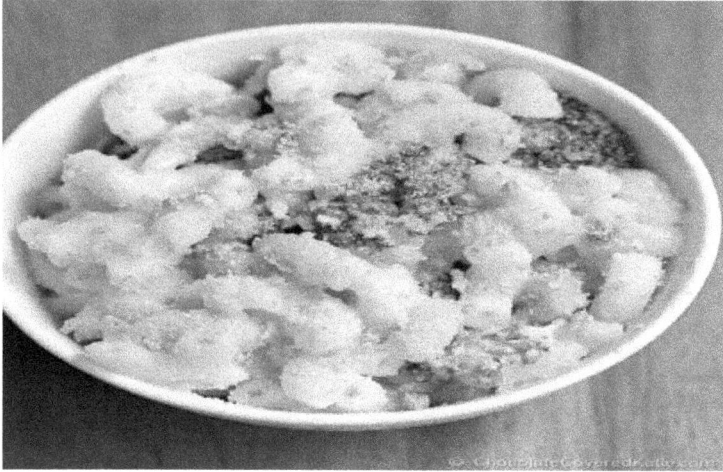

Hráefni

- .1 1/2 t. af makkarónum soðnar og tæmdar.
- 1 lítill laukur, saxaður.
- 9 sneiðar, 2/3 oz sterkur fituskertur cheddarostur.
- 1 12 oz dós af uppgufðri undanrennu.
- 1/2 t. lítið natríum kjúklingasoð.
- 2 1/2 matskeið (s) matskeið af hveiti í kring
- .1/4 tsk worcestershire sósa.
- 1/2 tsk þurrt sinnep.
- 1/8 teskeið (s) af pipar.
- 3 matskeiðar (r) af brauðrasp.
- 1 matskeið af smjörlíki, mýkt

UNDIRBÚNINGUR

2. Dreifið 1/3 af makkarónunum, 1/2 af lauknum og ostinum í djúpt eldfast mót sem er úðað með jurtaolíuúða. Endurtaktu lögin og endaðu með makkarónum. Þeytið mjólk, seyði, hveiti, sinnep, Worcestershire sósu og pipar þar til það er blandað saman. Hellið yfir lögin. Blandið saman brauðrasp og smjörlíki og stráið síðan yfir. Bakið afhjúpað við 375 gráður í 30 mínútur þar til það er heitt og freyðandi.

7 5. FÖLSUÐ HNETUSÓSA

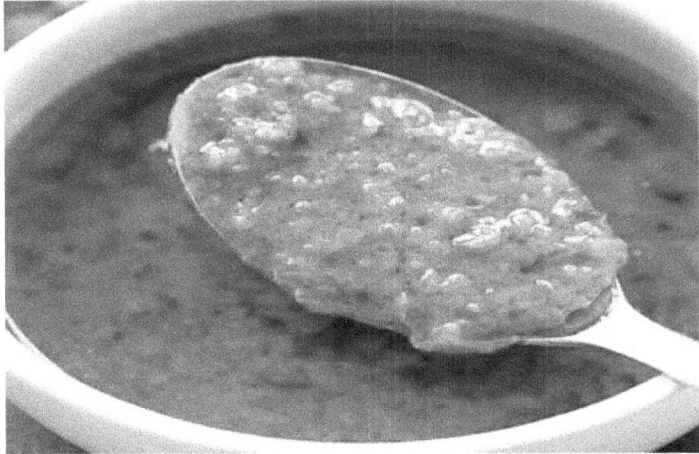

Hráefni

- bolli (120 g) hrátt möndlusmjör
- bolli (120 g) ný kókosmjólk
- 2 stór hvítlauksrif í sneiðum
- Safi úr 1 litlum lime
- 2 matskeiðar (30 ml) tamari (glútenlaus sojasósa)
- 1 matskeið (15 ml) rifið ferskt engifer
- matskeið (8 ml) ristuð sesamolía (sjá athugasemd)
- matskeið (8 ml) avókadóolía
- $\frac{1}{4}$ teskeið (1 ml) saxuð rauð paprika (valfrjálst)

UNDIRBÚNINGUR

1. Ég elska hnetusósu fyrir grænmeti, kjúkling og rækjur. Hins vegar reyna margir áhugamenn um paleolithic og ketogenic mataræði að forðast jarðhnetur vegna ofnæmisvandamála þar sem þær eru tæknilega séð belgjurtir, ekki þurrkaðir ávextir. Að auki gefa þau meira af kolvetni en allir þurrkaðir ávextir eða fræ. Sem betur fer er þessi hnetusósa útbúin með möndlusmjöri eins góð og upprunalega og hefur engin viðbætt sætuefni. Reyndu að borða ekki allt í einni lotu!

2. Blandið öllu hráefninu saman í meðalstórri skál eða notaðu lítið eldhúsvélmenni eða handþeytara. Geymið í kæli í loftþéttu íláti. Það mun standa í tvo eða þrjá daga.

7 6. PRIMAL KITCHEN MAJÓNESIDRESSING OG GRÁÐOSTUR

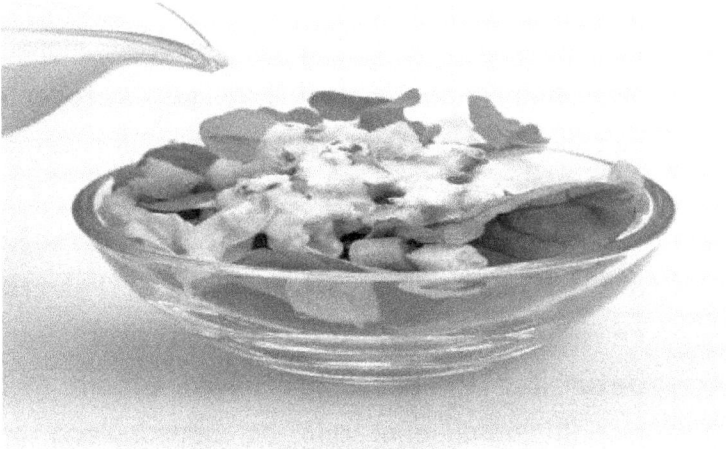

Hráefni

- bolli (120 g) af Primal Kitchen majónesi $\frac{1}{2}$ sítrónusafi
- $\frac{1}{4}$ bolli (60 ml) ný kókosmjólk eða þykkur rjómi
- $\frac{1}{4}$ tsk (1 ml) af svörtum pipar, eða meira ef þarf $\frac{1}{4}$ bolla (60 ml) af muldum gráðosti
- Salt (valfrjálst)

UNDIRBÚNINGUR

1. Ég er kannski ekki mjög hlutlaus en majónesið Primal Kitchen er ein af uppáhalds vörum búrsins míns. Að auki er ákafur bragðið fullkomið fyrir þessa uppskrift. Þú getur líka notað heimabakað majónes eða annað innpakkað majónes ef þú finnur eitthvað án fjölómettaðra olíu, þó þú gætir þurft að stilla bragðefnið til að fá það bragð sem þú vilt.

2. Blandið majónesi, sítrónusafa, kókosmjólk og pipar saman með stöfum.

3. Bætið gráðostinum út í og hrærið vel. Prófaðu að bæta við salti og meiri pipar ef þú vilt.

7 7. FULLKOMIN VINAIGRETTE (MEÐ AFBRIGÐUM)

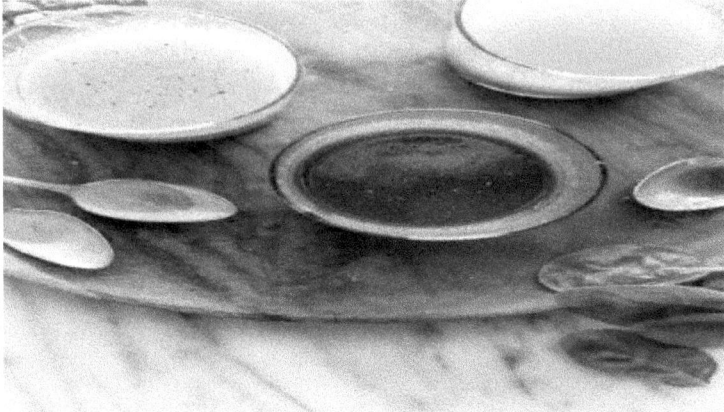

Hráefni

- 1 lítill skalottlaukur mjög saxaður
- 3 matskeiðar (45 ml) eplasafi edik
- teskeið (1 ml) kosher salt
- teskeið (1 ml) svartur pipar ½ teskeið (2 ml) Dijon sinnep
- ¾ bolli (180 ml) extra virgin ólífuolía

UNDIRBÚNINGUR

1. Næstum allar iðnaðar salatsósur innihalda fjölómettaðar olíur sem stuðla að bólgu. Til allrar hamingju er fljótlegt og auðvelt að útbúa þær heima og er frábær leið til að bæta hollri fitu í máltíð.
2. Blandið skalottlauka, ediki, salti og pipar í litla krukku með loki.
3. Bætið sinnepi og ólífuolíu saman við. Lokaðu flöskunni vel og hristu kröftuglega.

Afbrigði

- Sítrónuvínaigrette: skiptu edikinu út fyrir samsvarandi magn af nýkreistum sítrónusafa og bættu við 1 matskeið (15 ml) af sítrónuberki.
- Grísk dressing: bætið við 1 teskeið (4 ml) af þurrkuðu oregano, þurrkuðu basilíku og möluðum hvítlauk.

7 8. „OSTUR" ÚR MACADAMIA OG GRASLAUK

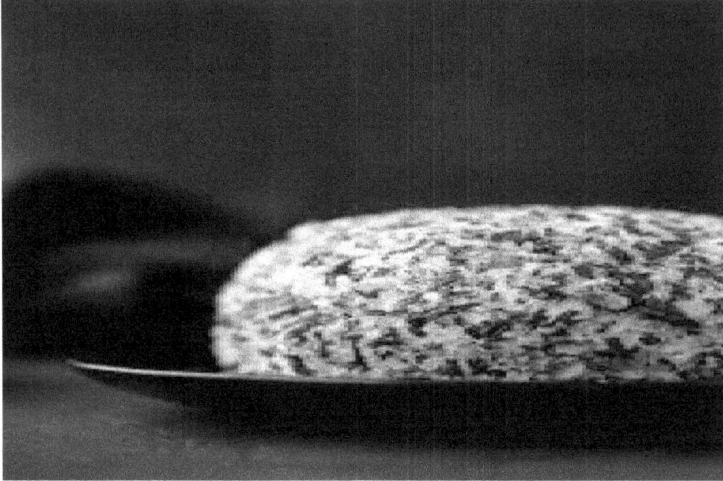

Hráefni

- 2 bollar (250 g) hráar macadamíahnetur
- 2 matskeiðar (30 ml) nýkreistur sítrónusafi
- teskeið (1 ml) fínt sjávarsalt
- teskeið (1 ml) svartur pipar
- teskeið (1 ml) laukduft
- teskeið (1 ml) malaður hvítlaukur
- 1 eða 2 matskeiðar (15 til 30 ml) af heitu vatni
- 3 eða 4 matskeiðar (45 til 60 ml) af ferskum graslauk skorinn

UNDIRBÚNINGUR

1. "Ostur" af hnetum er frábær kostur fyrir Keto mataræði áhugamenn sem þola ekki margar mjólkurvörur en elska samt dýrindis rjómabragð ostsins. Þessi uppskrift notar macadamia hnetur, en einnig er hægt að nota aðrar hnetur. Kasjúhnetur eru mjög fjölhæfar, þó þær innihaldi meira af kolvetni (sjá uppskrift að grunnkasjúhnetum. Byrjaðu alltaf á hráum hnetum, þar sem ristaðar tegundir innihalda venjulega óviðunandi olíur.

2. Þeytið macadamíahneturnar með sítrónusafa, salti, pipar, laukdufti og möluðum hvítlauk með glerblöndunartæki eða eldhúsvélmenni þar til það myndast þykkt deig og hrasar. Klóra veggina ef þörf krefur.

3. Með hrærivélinni eða eldhúsvélmenninu í gangi, bætið vatni smátt og smátt út í þar til blandan fær æskilega þéttleika. Það má stöðva þegar „osturinn" er enn með létta áferð eða halda áfram að þeyta hann þar til hann er orðinn mjög einsleitur.

4. Hellið graslauknum og ýtið nokkrum sinnum á rofann til að blanda öllu saman.

7 9. GULRÓTARBLAÐAPESTÓ

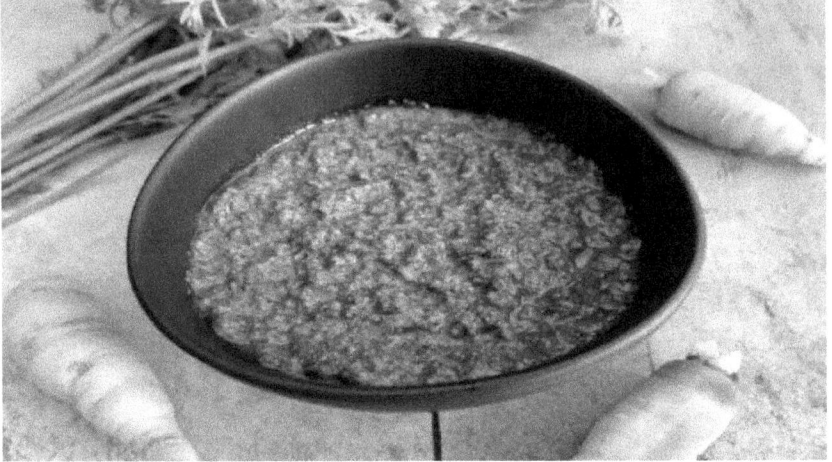

Hráefni

- 1 bolli (30 g) gulrótarlauf og stilkar
- bolli (30 g) hráar macadamíahnetur
- bolli (30 g) hráar heslihnetur
- 1 pressaður lítill hvítlauksgeiri
- $\frac{1}{4}$ bolli (25 g) rifinn parmesanostur
- bolli (180 g) extra virgin ólífuolía Salt og pipar

UNDIRBÚNINGUR

1. Gulrótarblöð eru mjög vanmetin. Ég geymi mitt yfirleitt til að setja í pottinn þegar ég er að búa til beinasoð, en ef ég á nóg af seyði útbý ég smá af þessu pestói.

2. Þeytið gulrótarlaufin, hneturnar, hvítlaukinn og ostinn í litlu eldhúsvélmenni þar til þau blandast vel saman. Klóra veggi skálarinnar.

3. Með eldhúsvélmennið í gangi skaltu bæta ólífuolíunni smám saman út í þar til pestóið fær æskilega þéttleika. Prófaðu og salt og pipar.

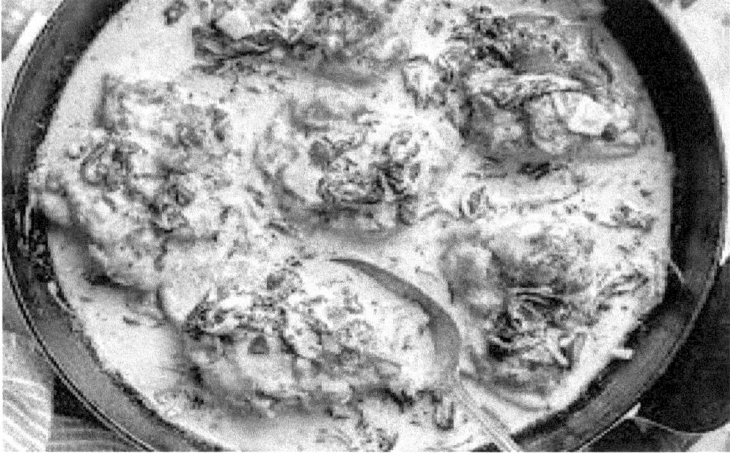

Hráefni

- 2 beikonsneiðar (ekki of þykkar)
- bolli (100 g) ósaltað smjör við stofuhita 1 mjög þunnt sneið hvítlauksgeiri
- teskeið (2 ml) sæt paprika
- teskeið (2 ml) heitur pipar
- teskeið (2 ml) mulið þurrkað oregano
- $\frac{1}{4}$ teskeið (1 ml) malað kúmen
- 1/8 tsk (0,5 ml) laukduft $\frac{1}{2}$ tsk (2 ml) kosher salt
- $\frac{1}{4}$ teskeið (1 ml) svartur pipar

UNDIRBÚNINGUR

1. Já, þú last rétt; Þessi uppskrift sameinar tvær af uppáhalds vörum okkar, beikoni og smjöri. Það er tilvalið að bræða á safaríkri steik eða diski með eggjahræru. Til tilbreytingar, prófaðu það með rækjuspjótum, ristuðum rósakáli eða mjög heitri sætri kartöflu daginn sem þú ákveður að taka meira af kolvetnum.

2. Ristið beikonið í um þrjár mínútur á pönnu þar til það er stökkt. Flyttu það yfir á pappírshandklæði til að tæma það. Geymdu beikonfitu til notkunar í annarri uppskrift.

3. Skerið smjörið í bita og setjið í litla skál. Myljið þær með gaffli.

4. Bætið hvítlauk, sætri og sterkri papriku, oregano, kúmeni, laukdufti, salti og pipar saman við og blandið vel saman.

5. Myljið eða saxið beikonið. Bætið því við smjörið og hrærið.

6. Smyrjið smjörblöndunni á bökunarpappír um það bil 30 cm Mótið strokk og rúllið þétt. Snúðu endunum til að loka því.

7. Geymið smjörið í kæli þar til það er notað (einnig má frysta).

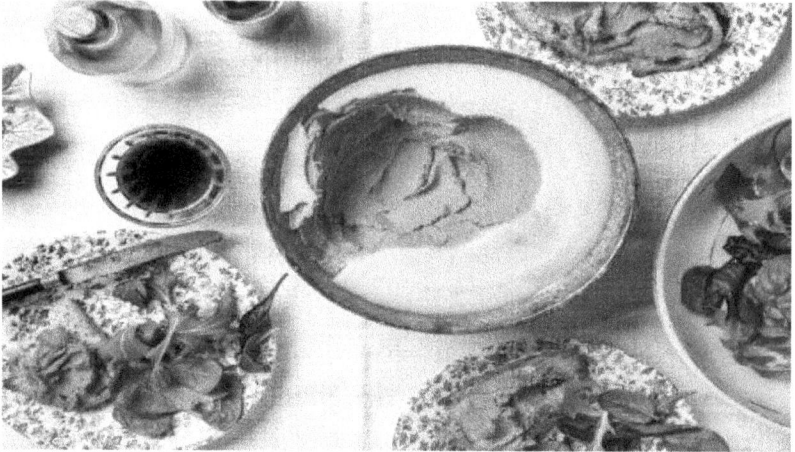

Hráefni

- 225 g af kjúklingalifur
- 6 matskeiðar (85 g) af smjöri
- 2 matskeiðar (30 ml) beikonfita
- lítill laukur skorinn í hringi 1 stór hvítlauksrif
- 2 matskeiðar (30 ml) rauðvínsedik
- 1 matskeið (15 ml) balsamik edik
- 1 teskeið (5 ml) af Dijon sinnepi
- matskeið (75 ml) af nýskornu rósmaríni Salt og pipar eftir smekk
- Saltflögur (gerð Maldon) til að skreyta

UNDIRBÚNINGUR

1. Lifrin er ein hollasta fæða sem til er og því er leitt að hún skuli hafa svona slæmt orð á sér. Vonandi hjálpar þessi bragðgóður pate þér að skipta um skoðun á þessum stjörnumat. Það má borða með sellerígreinum, gúrkusneiðum eða rauðri papriku. Og jafnvel með eplasneiðum.

2. Fjarlægðu trefjahluta lifranna. Bræðið tvær matskeiðar (30 ml) af smjöri og beikonfitu við meðalhita á meðalstórri pönnu. Bætið lauknum og lifrunum út í og steikið í sex til átta mínútur.

3. Hellið hvítlauknum og steikið eina mínútu í viðbót. Lækkið hitann aðeins og bætið við edikistegundunum tveimur, sinnepi og rósmaríni. Eldið um það bil fimm mínútur, þar til næstum allur vökvinn gufar upp og lifrurnar eru orðnar vel unnar.

4. Færðu allt innihald pönnunnar í eldhúsvélmenni. Ýttu nokkrum sinnum á rofann til að blanda öllu saman. Skafið veggina á skálinni og bætið við tveimur matskeiðum (30 g) af smjörinu. Vinnið þar til þú færð eina nokkuð einsleita áferð. Klóra skálveggina aftur. Bætið hinum tveimur

matskeiðunum (30 g) af smjöri út í og vinnið
þar til það fær fullkomlega einsleita áferð.

5. Prófaðu og salt og pipar. Flyttu pastað yfir í
   einstakar skálar og hyldu með gagnsæri
   filmu. Geymið það í ísskápnum. Áður en borið
   er fram, stráið hverri skál með smá
   sjávarsaltflögum.

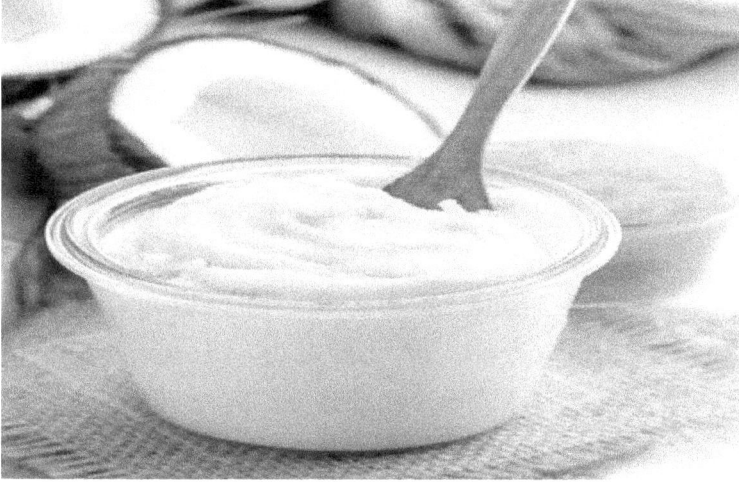

Hráefni

- 4 bollar (350 til 400 g) af ósykruðum kókosflögum

UNDIRBÚNINGUR

1. Ef þú hefur aldrei prófað kókossmjör bíður þín skemmtilega á óvart. Þú getur bætt því í kaffi eða smoothies, blandað því við rótargrænmeti, notað það í karrýrétti eða borðað það smurt í þykku lagi á nokkrar eplasneiðar eða dökkt súkkulaðistykki. Að auki er það aðal innihaldsefnið í fitudælum. Þú munt vilja hafa flösku alltaf við höndina!

2. Ef þú notar eldhúsvélmenni: Settu kókosflögurnar í eldhúsvélmenni og berðu þær í hámark fimmtán mínútur, klóraðu veggina ef þörf krefur (sum eldhúsvélmenni taka aðeins lengri tíma).

3. Ef þú notar glerblöndunartæki: Setjið helminginn af kókosflögunum í glasið og þeytið í eina mínútu. Bætið restinni út í og haldið áfram að berja í að hámarki tíu mínútur, klóra veggina ef þarf. Passaðu að blandarinn verði ekki of heitur!

4. Flyttu kókossmjörinu í loftþétt ílát þar til það er tilbúið til notkunar (það má geyma við stofuhita). Ef nauðsyn krefur skaltu hita það í örbylgjuofni í fimm til tíu sekúndur áður en það er borið fram.

5. Með báðum aðferðum mun kókossmjör fara í gegnum þrjú stig. Fyrst verður það mjög molnað, síðan verður það að kornuðum vökva og að lokum fær það einsleita áferð. Ef þú ert ekki viss um að ferlið sé lokið skaltu prófa það. Fullunnin vara ætti að vera einsleit og örlítið kornuð, eins og nýmalað hnetusmjör.

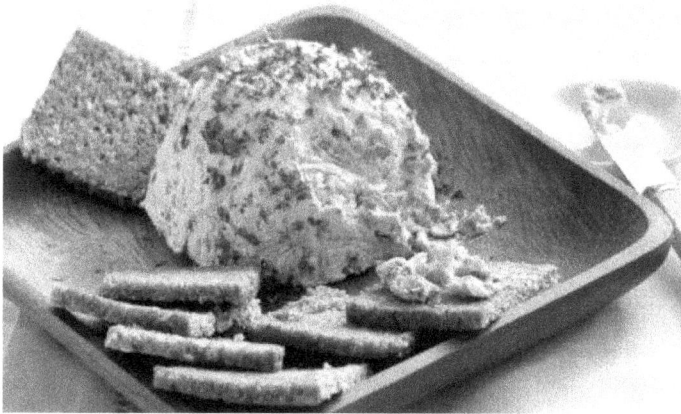

Hráefni

- 4 matskeiðar (60 g) af smjöri við stofuhita
- 1 matskeið (15 g) extra virgin ólífuolía
- 2 matskeiðar (30 ml) saxaður ferskur graslaukur
- 2 matskeiðar (30 ml) af þurrkuðum kapers (30 ml)
- 2 matskeiðar (30 ml) nýkreistur sítrónusafi
- 225 g af soðnu laxaflaki, án beina eða roðs
- 115 g reyktur lax skorinn í litla teninga Salt og pipar eftir smekk

UNDIRBÚNINGUR

1. Það er frábær leið til að nýta laxafganga. Þessi undirbúningur, fullur af hollri fitu, er hægt að taka í morgunmat, hádegismat eða kvöldmat, eða sem hollan snarl. Hann er búinn til á nokkrum mínútum, en hann bragðast svo vel að hann getur heillað matargesti af úrvals kvöldverði. Settu nokkrar matskeiðar á sígóríu- eða endíflauf til að koma því glæsilega fram.
2. Blandið smjörinu og ólífuolíu saman í meðalstórri skál með gaffli. Bætið graslauk, kapers og sítrónusafa út í.
3. Notaðu gaffal til að skipta eldaða laxinum í litla bita og bæta honum við smjörblönduna. Bætið reykta laxinum út í og hrærið vel, myljið hann létt. Fylltu skál, loku og geymdu í kæli þar til paté er borið fram.

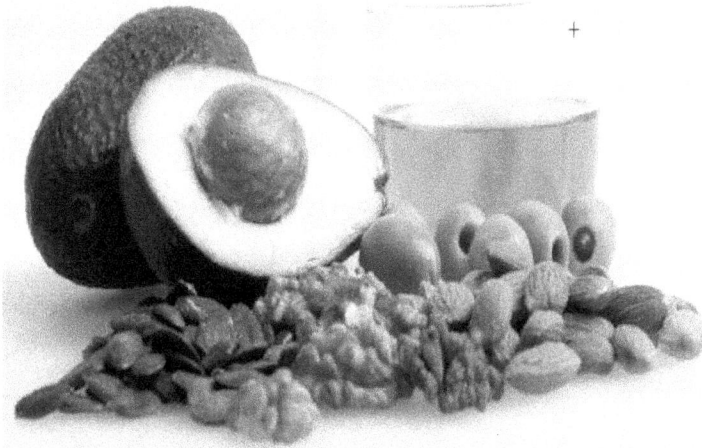

Hráefni

- 1 bolli (250 ml) af beinlausum ólífum (notaðu blöndu af grænum og svörtum)
- 2 ansjósuflök í ólífuolíu (sjá ráð)
- bolli (60 ml) saxaðar valhnetur 1 pressaður hvítlauksgeiri
- 1 matskeið (15 ml) af tæmd kapers
- 1 matskeið (15 ml) söxuð fersk basilíka
- 3 matskeiðar (45 ml) extra virgin ólífuolía

UNDIRBÚNINGUR

1. Hin hefðbundna ólífa er blanda af ólífum, kapers, ansjósum og lauk mulið í aðmíralið og er venjulega borið fram með litlum ristuðu brauði. Það er frábær leið til að kynna í mataræði okkar þessa litlu fiska sem er ríkur af omega fitusýrum. Krakkandi snerting hneta kemur í stað ristað brauðs. Berið þessa ólífu fram á sneiðar af gúrku eða rauðri papriku, dreifið bakaðri kjúklingnum með henni eða bætið við meiri ólífuolíu til að nota sem salatsósu.

2. Í litlu eldhúsvélmenni (eða í sírópi), blandaðu hráefninu saman og ýttu á rofann tíu sinnum. Skafðu veggina á skálinni og haltu áfram að þrýsta þar til ólífan fær æskilega þéttleika.

3. Setjið í skál, hyljið með gagnsæri filmu og setjið í ísskáp þar til framreiðslutími er.

8 5. SLOW COOKER CARNITAS

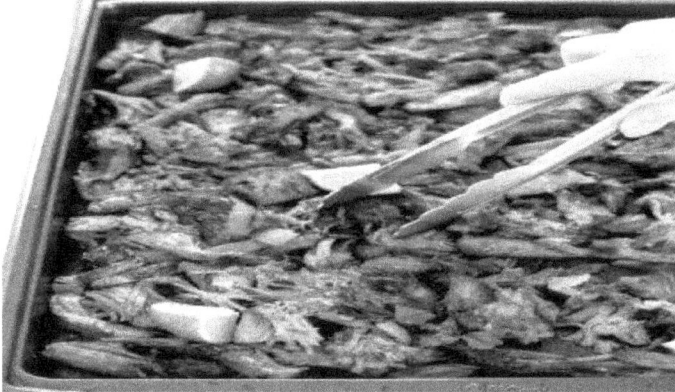

Hráefni

- 1 teskeið (5 ml) af kosher salti
- 1 tsk (5 ml) malað kúmen
- 1 tsk (5 ml) þurrkað oregano
- teskeið (2 ml) svartur pipar 1 beinlaus svínaöxl (1,8 kg)
- 1 bolli (250 ml) kjúklinga- eða nautakraftur 1 appelsína í þunnar sneiðar
- Mjög saxaður laukur
- Ferskt Cilantro Cut
- Avocado skorið í teninga
- Radísur skornar í þunnar sneiðar
- Lime bátar
- Jalapeño hringir

- Salat eða kálblöð

UNDIRBÚNINGUR

1. Ef annasöm vika bíður mín, á sunnudaginn útbý ég carnitas fyrir alla vikuna. Besta leiðin til að hita þær aftur er að setja þær á ofnplötuna, undir grillinu.

2. Blandið salti, kúmeni, oregano og pipar í litla skál. Fjarlægðu umframfitu úr kjöti (við höfum áhuga á að geyma smá fitu, þannig að aðeins þarf að fjarlægja stóru bitana). Nuddaðu kjötið með blöndunni af salti og kryddi.

3. Bætið soðinu við botninn á hægum eldavél. Setjið kjötið inní og hyljið með appelsínusneiðunum. Eldið það á milli átta og tíu klukkustunda við lágan hita (ákjósanlegur kosturinn) eða sex klukkustundir við háan hita.

4. Takið kjötið varlega úr hæga eldavélinni og fargið appelsínusneiðunum. Rífið kjötið í sundur með tveimur gafflum.

5. Ef þess er óskað skaltu dreifa rifnu kjötinu á disk eða eldfast mót. Kveiktu á grillinu við lágan hita og settu ofngrindina um 10 cm frá hitanum. Setjið kjötréttinn undir grillið og látið hann verða stökkur og passið að hann brenni ekki.

6. Skiptið í skammta og berið fram með valfrjálsu hráefni. Ef þess er óskað, berið fram með salati eða hvítkálslaufum til að útbúa nokkrar paleolithic tacos.

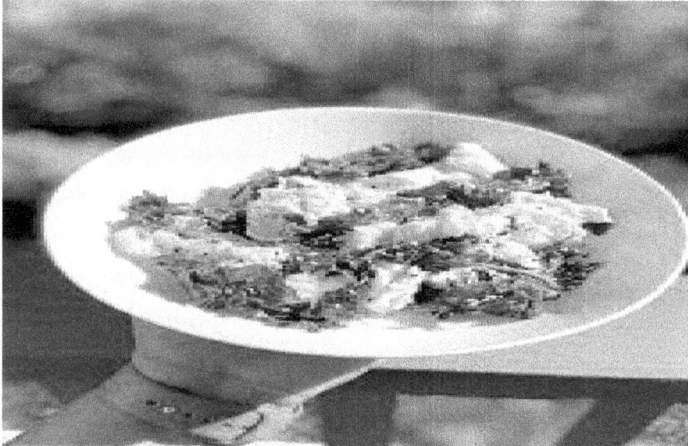

Hráefni

- 2 matskeiðar (30 ml) beikonfita eða avókadóolía
- bolli (50 g) saxaður rauðlaukur og 40 g saxaður rauð paprika 1 hvítlauksrif
- 1 matskeið (5 g) af sólþurrkuðum eða bökuðum tómötum (sjá athugasemd) 2 bollar (475 g) af carnitas í hægum eldavél
- 1 teskeið (5 ml) af kosher salti
- 1 tsk (5 ml) þurrkað oregano
- ¾ teskeið (4 ml) malað kúmen Nýmalaður svartur pipar
- 2 bollar (30 g) af söxuðum grænkálslaufum (½ búnt) ½ sítrónusafi
- 1/3 bolli (30 g) rifinn cheddar ostur

UNDIRBÚNINGUR

1. Þetta er frábær leið til að nýta afganga af carnitas til að útbúa annan rétt. Ég elska að borða morgunmat þegar ég nenni ekki að borða egg.
2. Hitið beikonfituna á stórri pönnu við meðalhita. Hellið lauknum og piparnum. Steikið í fimm mínútur, þar til grænmetið byrjar að mýkjast. Bætið hvítlauknum út í og steikið eina mínútu í viðbót.
3. Blandið tómötum og kjöti saman við. Blandið þar til það er heitt.
4. Blandið saman salti, oregano, kúmeni og pipar í lítilli skál. Bætið á pönnuna og hrærið vel.
5. Hellið söxuðu grænkálinu (það gæti þurft að gera það tvisvar, fer eftir stærð pönnuna). Þegar grænkálið byrjar að mýkjast er sítrónusafanum bætt út í og hrært vel.
6. Stráið osti yfir jafnt yfir, lækkið hitann og hyljið.
7. Eldið þar til osturinn er bráðinn (ef pannan hentar í ofninn má setja hana undir grillið til að brúna toppinn).
8. Skiptið í tvo hluta og berið fram.

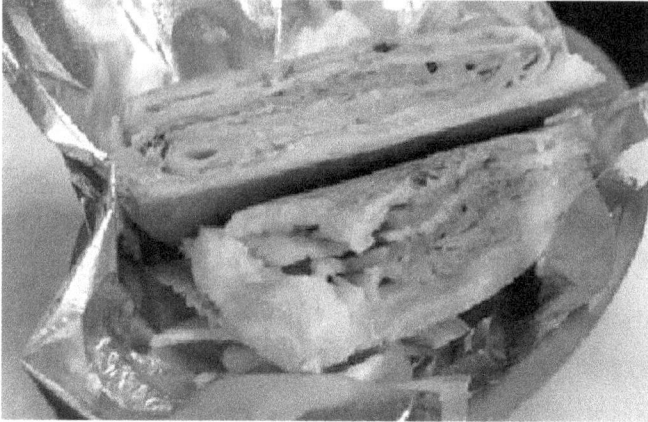

Hráefni

- 1 tsk (5 ml) avókadóolía
- 4 bollar (1 kg) af carnitas í hægum eldavél
- 1 teskeið (5 ml) af kosher salti
- Nýmalaður svartur pipar
- $\frac{1}{2}$ lime safi
- 1 bolli (250 ml) sneiðar súrum gúrkum (venjuleg eða krydduð, ekki sæt)
- 6 þunnar sneiðar af soðinni skinku (af bestu mögulegu gæðum)
- 3 matskeiðar (45 ml) af Dijon sinnepi
- 2 bollar (180 g) rifinn svissneskur ostur

UNDIRBÚNINGUR

1. Önnur frábær hugmynd að nýta afganga af carnitas. Þetta afbrigði af hefðbundnu kúbversku samlokunni útilokar brauðið og skilur eftir sig það besta: dýrindis fyllinguna. Borðaðu það með hníf og gaffli eða vefðu það inn í kálblöð.

2. Settu ofngrindina í 10-15 cm fjarlægð frá grillinu og kveiktu á því við lágmarkshita. Notaðu avókadóolíu til að smyrja ofnplötuna örlítið eða grilltilbúið fat. Dreifið niður rifna svínakjötinu í um það bil 2 cm lag. Kryddið og stráið limesafa yfir. Setjið undir grillið og gratínið um tvær mínútur, þar til toppurinn fer að brúnast.

3. Takið plötuna úr ofninum án þess að slökkva á grillinu. Raðið agúrkusneiðunum og síðan hangikjötinu. Notaðu bakið á skeið eða spaða til að dreifa sinnepinu varlega yfir skinkusneiðarnar. Stráið ostinum í einsleitu lagi ofan á skinkuna.

4. Settu plötuna aftur undir grillið í eina til tvær mínútur til að brúna hlutinn hærri. Fylgstu með ostinum þannig að hann bráðni og byrjar að kúla og brúnast án þess að brenna.

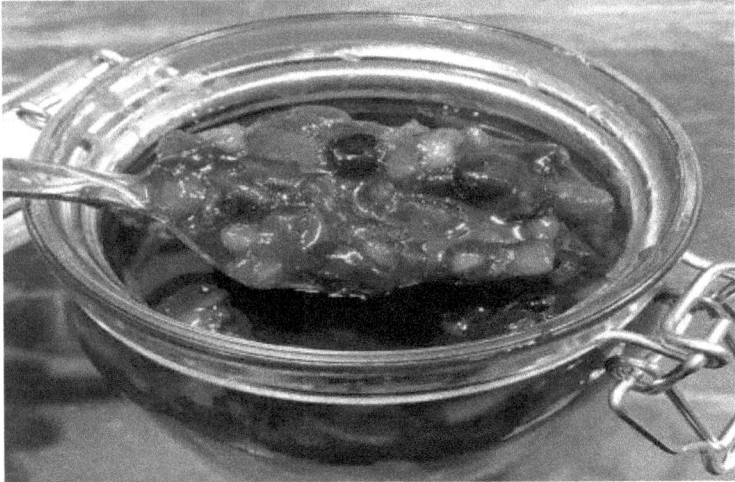

Hráefni

- 700 g nautahakk
- 1 tsk (5 ml) Himalayan bleikt salt
- teskeið (2 ml) malaður pipar
- teskeið (2 ml) malaður kanill
- bolli (120 ml) hrátt möndlusmjör

UNDIRBÚNINGUR

1. Með svona einfaldri uppskrift skiptir mestu máli gæði hráefnisins. Ég mæli með wagyu-hakki, japönsku kúategund sem líkist Kobe (ef þú finnur hana ekki í verslunum á þínu svæði geturðu pantað hana á netinu). Við fyrstu sýn kann þessi uppskrift að virðast dálítið skrýtin, en reyndu hana næst þegar þú þarft að standast lengi. Þessi réttur mun veita þér mikla orku og langvarandi mettunartilfinningu sem gerir þér kleift að fara í sex tíma göngutúr í gegnum regnskóga. Ef það er komið að þér að elda, margfaldaðu hráefnið með fimm til að fæða bekkjarfélaga þína.

2. Brúnið kjötið við meðalhita á meðalstórri pönnu í sex til átta mínútur þar til það er vel bakað. Bætið salti, pipar og kanil út í. Hrærið vel saman.

3. Bætið möndlusmjöri við matskeiðar og hrærið kröftuglega. Takið af hitanum þegar það er vel blandað saman. Dreifið í fjórar skálar og berið fram strax.

KRYDDJURTA- OG LIMEDRESSINGU

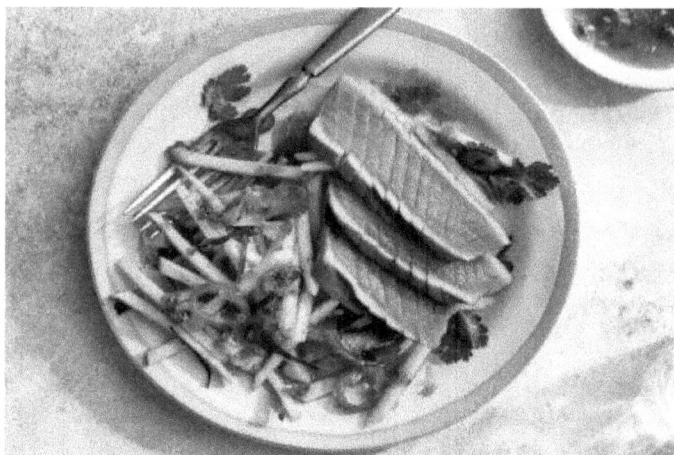

Hráefni
- 170 g af létt túnfisksteik fyrir sushi
- Sjávarsalt
- Nýmalaður svartur pipar
- 2 matskeiðar (30 ml) avókadóolía

Jurtir + Lima kjóll
- 1 bolli (150 g) ferskt kóríander
- 1 bolli (150 g) fersk steinselja
- 1 tsk (5 ml) limebörkur
- Safi úr 2 litlum lime (1½ til 2 matskeiðar; 25 ml)
- 2 matskeiðar (30 ml) tamari (glútenlaus sojasósa)
- 1 matskeið (15 ml) ristuð sesamolía
- 1 hvítlauksgeiri, þunnt skorinn eða mulinn

- 2,5 cm stykki af fersku engifer, fínt skorið eða rifið
- ½ bolli (60 til 120 ml) af extra virgin ólífuolíu eða avókadóolíu Klípa af rauðri pipar í litlum bitum (valfrjálst)

UNDIRBÚNINGUR

1. Það kann að virðast erfitt að útbúa ljóssæfan túnfisk, en svo er ekki. Ef þig langar í fljótlegan og einfaldan rétt sem heillar gestina þá er þetta tilvalið. Berið túnfiskinn fram með einföldu grænu salati.

2. Skerið túnfisksteikina í tvo eða þrjá aflanga rétthyrnda hluta. Piparðu tvær hliðar hvers stykkis.

3. Settu kóríander og steinselju í lítið eldhúsvélmenni (sjá athugasemd). Saxið kryddjurtirnar. Bætið berki og limesafa, tamari, sesamolíu, hvítlauk og engifer saman við. Ýttu nokkrum sinnum á rofann til að blanda vel saman. Klóra veggi skálarinnar.

4. Með vélmennið í gangi skaltu bæta ólífuolíunni hægt út í. Klóra veggina aftur og ýttu nokkrum sinnum á rofann. Ef sósan er of þykk, bætið þá við meiri olíu þar til æskilegt þykkt fæst.

5. Hitið avókadóolíuna í stórri pönnu yfir meðalháan hita þar til hún er orðin nokkuð heit. Setjið

túnfiskinn varlega í olíuna og steikið í eina mínútu á hvorri hlið án þess að hreyfa sig. Túnfiskurinn verður bleikur í miðjunni. Ef þú vilt gera meira þarftu að lengja eldunartímann aðeins.

6. Takið túnfiskinn af pönnunni, skerið hann í um það bil 15 mm þykka bita, bætið dressingunni út í og berið fram.

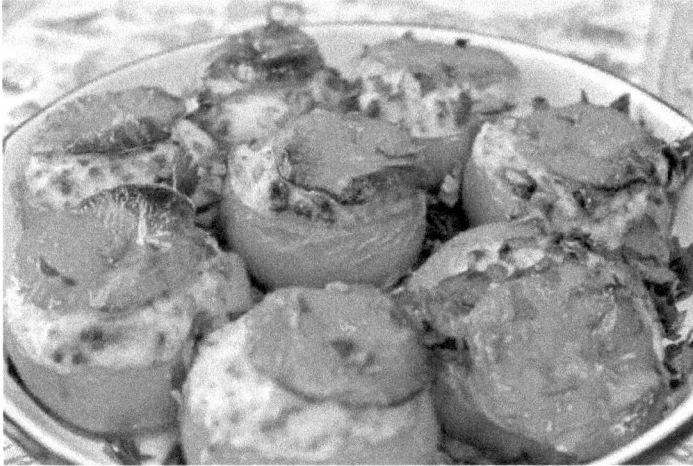

Hráefni

- 6 meðalstórir tómatar
- 225 g nautahakk
- 1 teskeið (5 ml) þurrkuð basil
- ½ teskeið (2 ml) af kosher salti
- teskeið (1 ml) svartur pipar 6 meðalstór egg

UNDIRBÚNINGUR

1. Þessi einfalda uppskrift er betri ef hún er útbúin með tómötum ferskum úr garðinum. Ef þú vilt geturðu notað kalkún eða kjúkling og jafnvel lambakjöt.

2. Forhitið ofninn í 200 ° C. Skerið stilkar tómatanna með beittum hníf. Fjarlægðu fræin varlega með skeið og fargið þeim.

3. Setjið tómatana í litla pönnu sem hentar í ofninn eða notið plötu fyrir stórar holmuffins. Bakið fimm mínútur.

4. Brúnið kjötið á meðalstórri pönnu í um tuttugu og fimm mínútur þar til það er vel bakað. Kryddið með salti og pipar og bætið basil.

5. Taktu tómatana úr ofninum og kveiktu aðeins á grillinu (ef það er stillanlegt, við lágan hita). Skiptið kjötinu í sex hluta og setjið það í tómatana með skeið.

6. Skrælið egg innan í hverjum tómat og saltið og piprið aðeins meira.

7. Setjið tómatana inn í ofn í um fimm mínútur, í 10 til 15 cm fjarlægð frá grillinu, þar til eggjahvíturnar eru orðnar stökkar og eggjarauðan enn fljótandi.

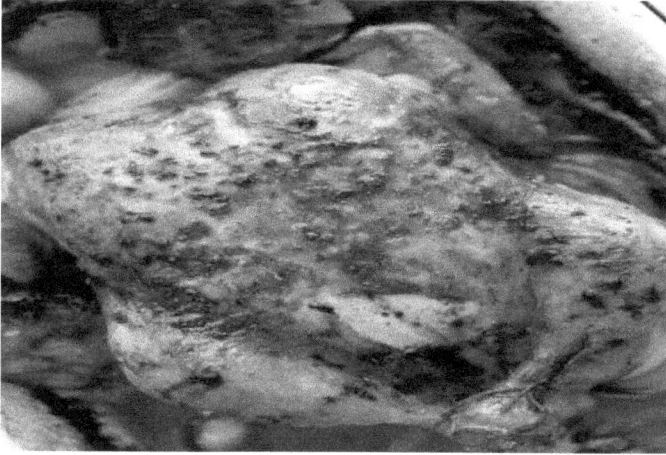

Hráefni

- 4 hálf bein- og roðlausar kjúklingabringur (u.þ.b. 1 kg)
- 3 matskeiðar (45 ml) kosher salt
- Ísmolar
- 2 matskeiðar (30 ml) avókadóolía
- 2 matskeiðar (30 ml) af kjúklingakryddi (passaðu að það sé ekki viðbættur sykur)

UNDIRBÚNINGUR

1. Þessi bragðgóði kjúklingur á örugglega eftir að verða einn af uppáhaldsréttum fjölskyldunnar. Það er ljúffengt ásamt fjölbreyttu salati, vafið inn í kálblöð með skammti af Primal majónesi eða einfaldlega borið fram með uppáhalds ristuðu grænmetinu þínu. Leyndarmálið er saltvatn sem gerir kjúklinginn bragðgóðan og mjúkan.

2. Skerið hverja kjúklingabringu á ská í þrjá aflanga hluta.

3. Látið suðu koma upp í bolla (240 ml) af vatni. Blandið sjóðandi vatni og salti saman í stórri málm- eða glerskál. Þegar saltið leysist upp skaltu hella lítra af köldu vatni og nokkrum ísmolum. Bætið kjúklingabitunum út í og hyljið þá með 2-5 cm af köldu vatni. Setjið í ísskáp í fimmtán mínútur.

4. Tæmdu kjúklinginn. Ef þú vilt forðast að vera saltur skaltu skola það núna, þó það sé ekki nauðsynlegt. Blandið olíunni og kjúklingakryddinu saman í tómu skálinni. Setjið svo kjúklinginn í olíuna. Látið standa í nokkrar mínútur.

5. Hitið grill yfir meðalháum hita. Þegar það er heitt skaltu setja kjúklingabitana og hylja. Steikið í um fjórar mínútur, snúið við og

steikið áfram í þrjár eða fjórar mínútur í viðbót, þar til innra hitastigið nær 75°C.

6. Takið kjúklinginn af grillinu og berið fram.

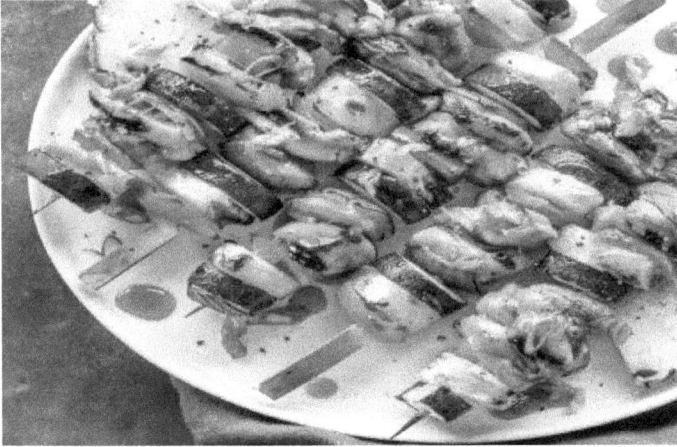

Hráefni

- 1 kg hálf bein- og roðlausar kjúklingabringur
- 24 litlir sveppir (um það bil 225 g)
- 1 stór gulur laukur
- 2 paprikur (liturinn sem þú vilt)
- bolli (60 ml) avókadóolía 1 teskeið (5 ml) þurrkað oregano
- 1 tsk (5 ml) þurrkuð basil ½ tsk (2 ml) malaður hvítlaukur ½ tsk (2 ml) kosher salt
- ½ tsk (2 ml) svartur pipar
- 8 stuttir teini (bleytir í vatni ef þeir eru úr tré eða bambus)

UNDIRBÚNINGUR

1. Tein eru uppáhaldsrétturinn minn þegar fólk kemur heim til að gæða sér á óformlegu sumargrilli. Þú getur undirbúið þau fyrirfram, eða jafnvel látið gestina undirbúa þau. Þar sem þeir steikjast á augnabliki þarftu ekki að sjá um grillið á meðan gestir skemmta sér.

2. Skerið hverja kjúklingabringu í átta eða tíu stykki af svipaðri stærð og setjið í glerskál. Þvoðu sveppina og fjarlægðu fæturna. Skerið laukinn og paprikuna í stóra bita. Setjið allt í aðra skál.

3. Blandið saman olíu og kryddi. Hellið helmingnum af blöndunni í hverja skál og hrærið vel. Setjið skálarnar tvær inn í ísskáp og látið marinerast í tuttugu mínútur.

4. Settu teini til skiptis kjúkling og grænmeti á teini. Forhitið járnið í miðlungs hátt hitastig.

5. Setjið teinarnir á grillið (eða undir grillið) í um það bil þrjár mínútur á hvorri hlið, snúið þeim þannig að þeir brúnast vel alls staðar, u.þ.b.

6. Tíu eða tólf mínútur alls. Athugaðu kjúklinginn með skyndilesandi hitamæli til að ganga úr skugga um að hann sé vel bakaður (innra hitastig ætti að vera 75 ° C).

7. Færðu teinarnir að uppsprettu og berðu fram.

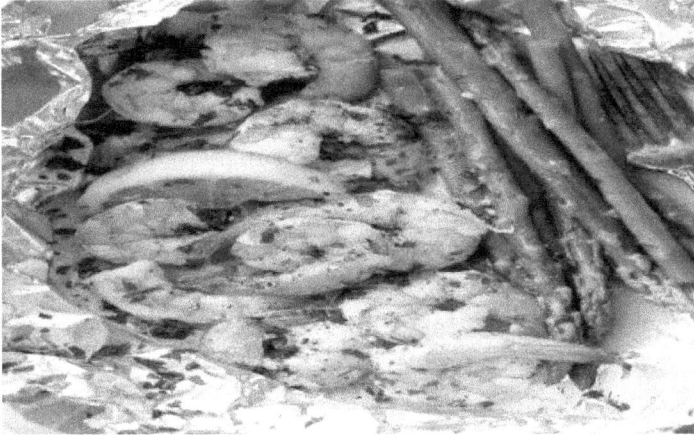

Hráefni

- 2 matskeiðar (30 ml) avókadóolía
- 3 sneið hvítlauksrif
- 4 matskeiðar (60 g) af smjöri
- 1 búnt af aspas (450 g)
- 2 teskeiðar (10 ml) af kosher salti
- 1 tsk (5 ml) nýmalaður svartur pipar
- 680 g afhýddar rækjur
- ½ tsk (1-2 ml) af saxaðri rauðri papriku (valfrjálst) 1 meðalstór sítróna skorin í tvennt
- 1 bolli (90 g) rifinn parmesanostur
- 2 matskeiðar (30 ml) saxuð fersk steinselja (valfrjálst)

UNDIRBÚNINGUR

1. Mér finnst alls ekki gaman að þvo pottrétti, svo mitt mál er að útbúa mat í einu íláti. Auk þess er

211

þessi einfaldi réttur búinn til á innan við tuttugu mínútum. Þú munt elska það!

2. Hitið ofninn í 200 ° C. Hitið avókadóolíuna í lítilli pönnu yfir meðalhita. Steikið hvítlaukinn þar til hann losar ilm og án þess að verða brúnn, um það bil þrjár mínútur. Bætið smjörinu út í og eldið þar til það byrjar að kúla. Takið af eldinum.

3. Fjarlægðu hörðu endana af aspasnum og settu oddana á ofnplötuna. Hellið tveimur matskeiðum (30 ml) af smjörinu með hvítlauk yfir og snúið þeim nokkrum sinnum til að hylja þær vel. Dreifið þeim í eitt lag og stráið helmingnum af salti og pipar yfir. Setjið þær í ofninn í fimm mínútur þar til þær eru mjúkar og létt ristaðar.

4. Setjið aspasinn í annan helming plötunnar. Setjið rækjurnar í hinn helminginn. Hellið restinni af smjörinu með hvítlauk yfir og snúið þeim nokkrum sinnum til að hylja þær vel. Dreifið þeim í eitt lag og stráið restinni af salti og pipar yfir. Bætið rauðri papriku út í, ef hún er notuð. Kreistið sítrónuna yfir rækjurnar og skerið í fernt. Settu herbergin á milli rækjanna.

5. Stráið parmesanostinum aðeins yfir aspasinn og setjið plötuna inn í ofn í fimm til átta mínútur, þar til rækjurnar eru ógagnsæjar. Hellið steinseljunni yfir rækjurnar, ef þær eru notaðar, og berið fram strax.

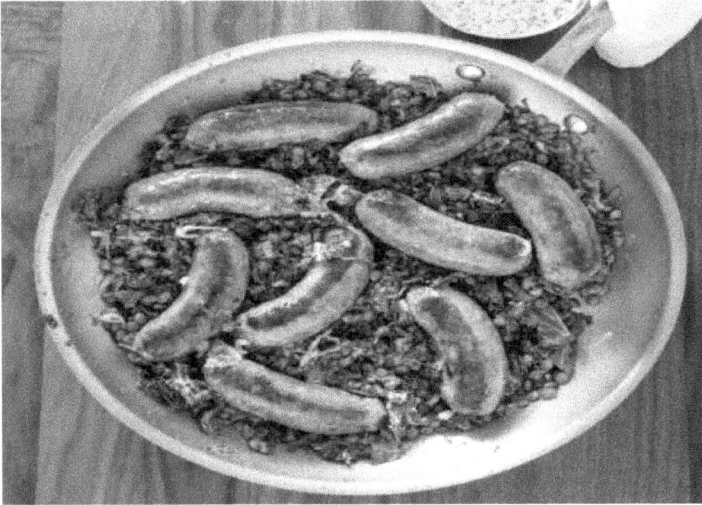

Hráefni

- 1 búnt af grænkáli af hvaða tegund sem er
- ½ meðalstór laukur í sneiðar
- 1 pakki af kjúklingapylsum
- 2 matskeiðar (30 ml) kókosolía eða avókadó
- 2 matskeiðar (30 ml) af smjöri
- 8 hreinir og sneiddir sveppir
- 1 teskeið (5 ml) af kosher salti
- ½ tsk (2 ml) svartur pipar
- 1 bolli (250 ml) kjúklingasoð (helst heimabakað)
- ¼ teskeið (1 ml) saxuð rauð paprika (valfrjálst)

UNDIRBÚNINGUR

1. Ef einhver af vinum þínum eða fjölskyldumeðlimum segir að þeir séu ekki hrifnir af grænkáli, gefðu þeim þá að smakka af þessum rétti. Þessa uppskrift er hægt að aðlaga eftir smekk, bæta við viðkomandi grænmeti og hvers kyns pylsum. Prófaðu mismunandi samsetningar til að sjá hvern þér líkar best við. Passaðu samt að velja pylsur sem innihalda bara hreint hráefni, án viðbætts sykurs, nítrats og svo framvegis.

2. Með beittum hníf, skerið þykka stilka af grænkálinu sem er í blaðahlutunum. Skerið þá í bita af svipaðri stærð og skorinn laukur. Skerið grænkálsblöðin í þunnar strimla.

3. Skerið pylsurnar í 2,5 cm bita. Hitið matskeið (15 ml) af olíu á stórri pönnu. Setjið helminginn af pylsunum í eitt lag og steikið þar til þær eru gullinbrúnar. Snúið þeim við og steikið þær í tvær mínútur á hinni hliðinni. Fjarlægðu þær og endurtaktu aðgerðina með hinum helmingnum af pylsunum. Takið þær af pönnunni.

4. Hitið hina matskeiðina (15 ml) af olíu við meðalhita á pönnu. Bætið lauknum og niðurskornum grænkálsstönglum út í og steikið grænmetið í um fimm mínútur þar til það byrjar að mýkjast. Þrýstið grænmetinu að brúninni á pönnunni og bræðið smjörið í miðjunni. Bætið sveppunum út í og steikið þá í nokkrar mínútur. Saltið og piprið. Hrærið vel saman.

5. Bætið kálblöðunum út í og blandið öllu saman. Steikið í þrjár til fimm mínútur, þar til blöðin eru mjúk. Setjið pylsurnar aftur á pönnuna ásamt soðinu og saxaðri rauðri papriku, ef notað er. Hækkið eldinn aðeins. Þegar vökvinn byrjar að sjóða skaltu lækka hitann og bíða eftir að nánast allt sé gufað upp. Reyndu að bæta við salti ef þarf. Berið fram strax.

9 5. BAKAÐUR LAX MEÐ DILLI AIOLI

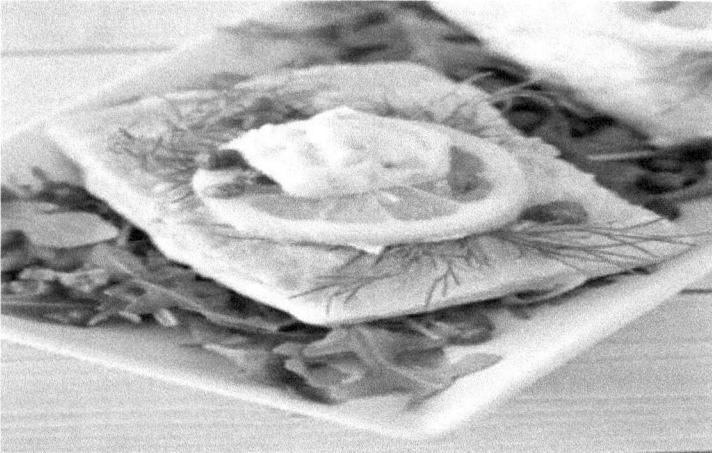

Hráefni

- 4 laxaflök með roði, um 170 g hvert
- matskeið (7,5 ml) avókadóolía Börkur af ½ stórri sítrónu
- Kosher salt
- Nýmalaður svartur pipar

Alioli að sleppa

- ½ bolli (120 ml) af Primal Kitchen majónesi eða öðru majónesi sem hentar fyrir paleolithic mataræði
- 2 lítil hvítlauksrif í sneiðum
- 2 tsk (15 ml) nýkreistur sítrónusafi
- 1 matskeið (15 ml) saxað ferskt dill
- teskeið (1 ml) kosher salt

- teskeið (1 ml) nýmalaður svartur piparbörkur af ½ stórri sítrónu

UNDIRBÚNINGUR

1. Þetta laxflök bakað við lágan hita bráðnar í munni. Svona tilbúinn er laxinn frekar bleikur, svo ekki vera hræddur þegar þú tekur hann úr ofninum og hann lítur enn hrár út. Þvert á móti verður þetta besti fiskurinn sem þú hefur borðað!

2. Hitið ofninn í 135°C. Setjið laxaflökin í járnpott eða eldfast mót. Blandið olíunni saman við helminginn af sítrónubörknum og málið ofan á fiskinn. Salt og pipar Bakaðu laxinn á milli sextán og átján mínútna, þar til hægt er að skipta honum í litla bita með gaffli.

3. Á meðan laxinn er í ofninum er majónesinu blandað saman við hvítlauk, börk og sítrónusafa, dilli, salti og pipar.

4. Berið laxinn fram ásamt aioli.

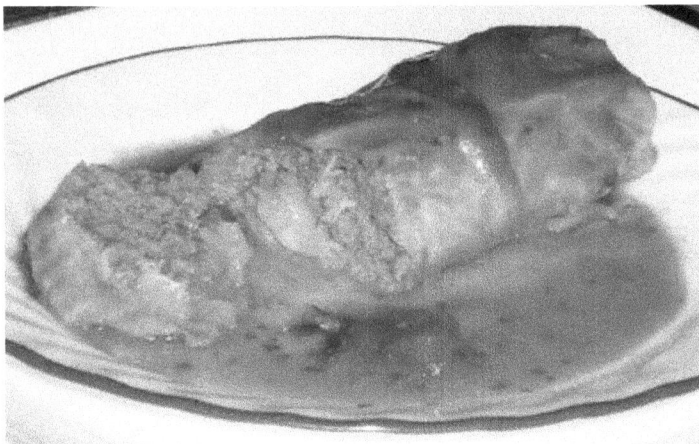

Hráefni

- 2 kálblöð, því stærri því betra
- 4 sneiðar af góðum kalkúnabringum (enginn viðbættur sykur eða nítrít eða önnur skaðleg innihaldsefni)
- 4 sneiðar af beikoni fóru í gegnum pönnuna
- 2 sneiðar af svissneskum osti skornar í tvennt
- ½ bolli (120 ml) steinefnasalat

UNDIRBÚNINGUR

1. Eftir að hafa gert tilraunir með mismunandi valkosti hef ég komist að þeirri niðurstöðu að hvítkál sé það hráefni sem kemur best í stað flatbrauðs og mexíkóskra tortilla. Það hefur mjög milt bragð og stór og þykk blöðin halda fyllingunni mjög vel. Þessi samloka er svolítið flókin að borða en hún er frábær.

2. Með beittum hníf, fjarlægðu þykka miðstöngulinn af kálinu (þú gætir þurft að skera blaðið aðeins, skilja það eftir í laginu eins og hjarta).

3. Leggið tvær kalkúnsneiðar, tvær beikonsneiðar og tvær hálfar ostsneiðar í lag fyrir miðju á hverju blaði og skilið eftir brún á brúnunum. Settu með skeið ¼ bolla (60 ml) af kálsalati á hvert blað, nálægt toppnum (fjarri enda stilksins).

4. Byrjið á toppnum, vefjið kálsalatið með blaðoddinum og rúllið samlokunni upp. Festið brúnirnar eins og burrito. Lokaðu rúllunum með tveimur matpinnum hvorum og skerið í tvennt til að bera fram.

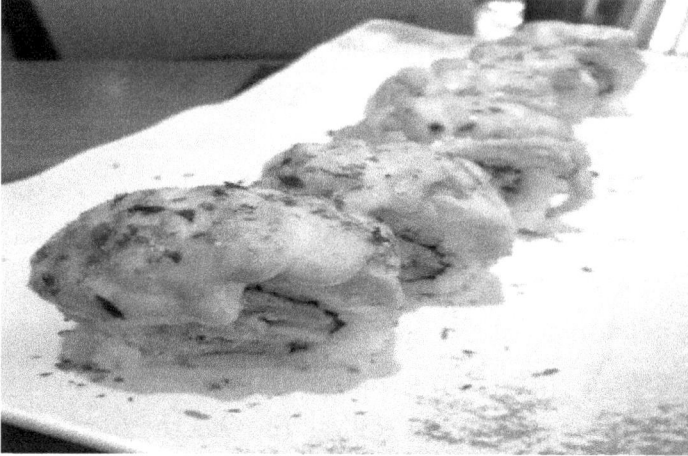

Hráefni

- 2 túnfiskdósir á 140 g hvor (ekki tæma)
- ½ bolli (120 ml) af Primal Kitchen majónesi eða öðru majónesi sem hentar fyrir paleolithic mataræði
- 2 matskeiðar (30 ml) tæmd kapers
- 1 sellerístilkur í teningum
- 1 lítil gulrót, skorin í teninga
- 4 radísur í teninga
- Salt og pipar eftir smekk
- bolli (60 g) flöktaðar möndlur 2 matskeiðar (15 g) sólblómafræ

UNDIRBÚNINGUR

1. Önnur hugmynd að nota kálblöð. Þú getur líka notið þessa salats með grænmeti, með radísusneiðum, með gúrkuflögum eða eitt sér. Vertu viss um að velja túnfisk sem veiddur er á sjálfbæran hátt og pakkaður í vatn eða ólífuolíu.

2. Tæmdu túnfiskinn í skál ásamt niðursuðuvökvanum. Myljið það með gaffli. Bætið við majónesi, kapers, sellerí, gulrótum og radísum. Prófaðu og salt og pipar.

3. Saxið möndlurnar með matreiðsluhníf. Rétt áður en þær eru bornar fram er þeim bætt út í túnfisksalatið og sólblómafræjum yfir öllu stráið.

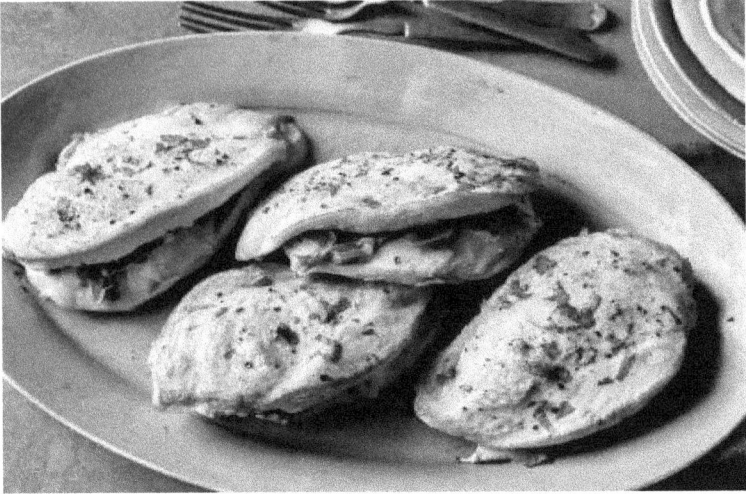

Hráefni

- 1 matskeið af olíu
- 1/2 bolli hvítlaukur, flakaður
- 1 bolli af nopal, skorið í strimla og soðið
- nóg af salti
- nóg af oregano
- nóg af pipar
- 4 kjúklingabringur, flattar
- 1 bolli af Oaxaca osti, rifinn
- 1 matskeið af olíu, fyrir sósu
- 3 hvítlauksgeirar, saxaðir, fyrir sósu
- 1 hvítlaukur, skorinn í áttundu, fyrir sósu
- 6 tómatar, skornir í fernt, fyrir sósu582

- 1/4 bollar af fersku kóríander, ferskt, fyrir sósu
- 4 guajillo chili, fyrir sósuna
- 1 matskeið af kryddjurtum, fyrir sósu
- 1 bolli af kjúklingasoði, fyrir sósu
- 1 klípa af salti, fyrir sósu

UNDIRBÚNINGUR

6. Fyrir fyllinguna, hitið pönnu yfir miðlungshita með olíunni, eldið laukinn með nópalunum þar til þeir hætta að losa slefa, kryddið að vild með salti, pipar og oregano. Fyrirvari.
7. Setjið kjúklingabringurnar á borð, fylltar með nopales og Oaxaca osti, rúllið upp, kryddið með salti, pipar og smá oregano. Ef nauðsyn krefur festið með tannstöngli.
8. Hitið grill við háan hita og eldið kjúklingasnúðurnar þar til þær eru eldaðar í gegn. Skerið rúllurnar og geymið þær heitar.
9. Fyrir sósuna, hitið pönnu yfir meðalhita með olíunni, eldið hvítlaukinn með lauknum þar til þú færð gullinn lit, bætið við tómötum, kóríander, guajillo chili, kryddjurtum, kóríanderfræjum. Eldið í 10 mínútur, fyllið með kjúklingasoðinu, kryddið með salti og

haltu áfram að elda í 10 mínútur í viðbót. Kældu aðeins.

10. Blandið sósunni þar til þú færð einsleita blöndu. Berið fram á disk sem spegil, setjið kjúklinginn ofan á og njótið.

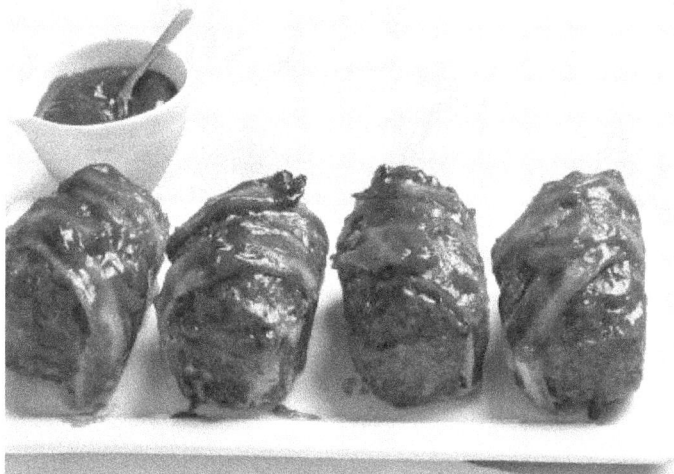

Hráefni

- 1 kíló af nautahakk
- 1/2 bolli af möluðu brauði
- 1 egg
- 1 bolli laukur, smátt saxaður
- 2 matskeiðar hvítlaukur, smátt saxaður
- 4 matskeiðar tómatsósa
- 1 matskeið sinnep
- 2 tsk steinselja, smátt söxuð
- nóg af salti
- nóg af pipar
- 12 sneiðar af beikoni
- nóg af tómatsósu, til að lakka
- nóg af steinselju, til að skreyta

UNDIRBÚNINGUR

6. Forhitið ofninn í 180°C.

7. Blandið nautahakkinu saman við brauðmylsna, eggið, laukinn, hvítlaukinn, tómatsósu, sinnepið, steinseljuna, saltið og piparinn í skál.

8. Taktu um það bil 150 g af kjötblöndunni og mótaðu hana í hringlaga form með hjálp handanna. Vefjið með beikoni og setjið á smurða kökupappír eða vaxpappír. Penslið toppinn af bollunum og beikoninu með tómatsósu.

9. Bakið í 15 mínútur eða þar til kjötið er eldað og beikonið gullbrúnt.

10. Berið fram með steinselju ásamt salati og pasta.

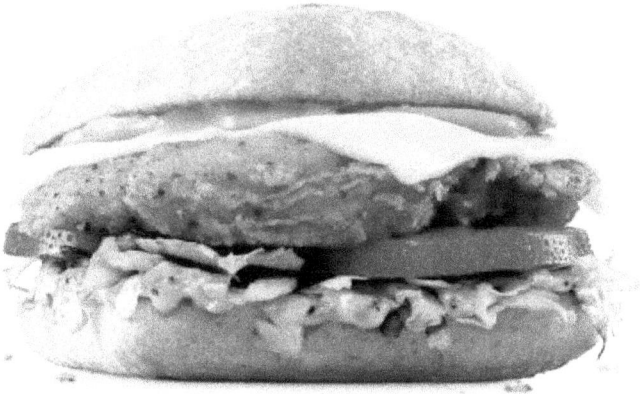

Hráefni

- 1/2 bolli chorizo, mulið
- 1/2 bolli beikon, saxað
- 2 matskeiðar hvítlaukur, smátt saxaður
- 1 rauðlaukur, skorinn í bita
- 2 kjúklingabringur, roðlausar, beinlausar, skornar í teninga
- 1 bolli sveppir, flakaðir
- 1 gul paprika, skorin í bita
- 1 rauð paprika, skorin í bita
- 1 paprika, appelsína skorin í bita
- 1 grasker, skorið í hálf tungl
- 1 klípa af salti og pipar
- 1 bolli Manchego ostur, rifinn

- eftir smekk af maístortillum, til að fylgja með
- að smakka af sósu, til að fylgja með
- að smakka af sítrónu, til að fylgja með

UNDIRBÚNINGUR

4. Hitið pönnu yfir meðalhita og steikið chorizo og beikon þar til það er gullbrúnt. Bætið hvítlauknum og lauknum út í og eldið þar til það er gegnsætt. Bætið kjúklingnum út í, kryddið með salti og pipar og eldið þar til hann er gullinbrúnn.

5. Þegar kjúklingurinn er eldaður, bætið þá grænmetinu út í einu í einu, eldið í nokkrar mínútur áður en því næst er bætt út í. Bætið að lokum ostinum út í og eldið í 5 mínútur í viðbót svo hann bráðni, leiðréttið kryddið.

6. Berið vírinn fram mjög heitan ásamt maístortillum, salsa og sítrónu.

NIÐURSTAÐA

Fitulítið mataræði er talið vinsæl aðferð við þyngdartap.

Hins vegar er lágkolvetnamataræði tengt meiri skammtímaþyngdartapi ásamt auknu fitutapi, minnkað hungri og betri stjórn á blóðsykri.

Þó að þörf sé á fleiri rannsóknum á langtímaáhrifum hvers megrunarkúrs, sýna rannsóknir að lágkolvetnamataræði getur verið jafn áhrifaríkt til þyngdartaps og fitusnautt mataræði - og getur boðið upp á nokkra viðbótarávinning við þyngdartap. heilsu.

Hvort sem þú velur lágkolvetna- eða fituskert mataræði, hafðu í huga að það að viðhalda langtíma matarmynstri er einn mikilvægasti þátturinn til að ná árangri bæði í þyngdartapi og almennri heilsu.